대한민국 최고의 명의가 들려주는

두경부암

SNUH 서울대학교병원 Health+

대한민국 최고의 명의가 들려주는

두경부암

초판 1쇄 발행 2024년 11월 10일

지은이 안순현

펴낸곳 서울대학교출판문화원
주소 08826 서울 관악구 관악로 1
도서주문 02-889-4424, 02-880-7995
홈페이지 www.snupress.com
페이스북 @snupress1947
인스타그램 @snupress
이메일 snubook@snu.ac.kr
출판등록 제15-3호

ISBN 978-89-521-3883-5 04510
978-89-521-1498-3 (세트)

SNUH
서울대학교병원
Health+

대한민국
최고의 명의가
들려주는

두경부암

안순현 서울대학교병원 이비인후과 교수

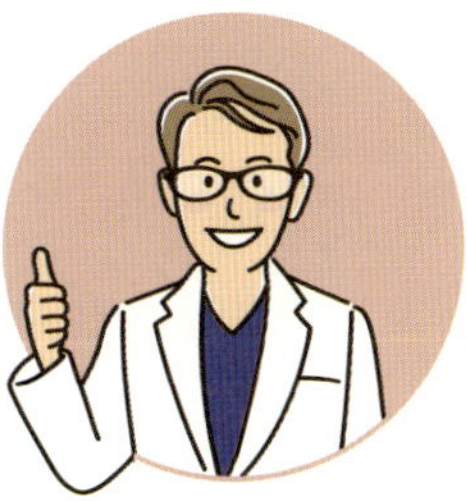

서울대학교출판문화원

발간사

첨단 지식정보화 사회에 들어 눈부신 의학 발전에도 불구하고 여전히 병마와 싸우는 수많은 환자들이 있기에 우리는 한시도 마음이 편할 수가 없습니다.

서울대학교병원 Health⁺ 시리즈는 정보의 홍수 시대에 근거가 빈약한 의학 정보가 무분별하게 난무하는 상황에서 의학적 근거와 기준을 제시하며 표준화된 건강 정보를 제공하고자 기획되었습니다.

특히 이 시리즈는 대한민국 암 발생률 1위인 위암을 시작으로 유방암, 간암, 췌장암 등 다양한 암 질환과 각종 질병까지 의료진이 오랜 기간 걸쳐 축적해 온 경험과 의학 지식을 알기 쉽게 풀어 내고 있습니다. 또한 각 질환별로 증상, 진단, 치료, 재활, 건강관리 등 환자들이 궁금해하는 점을 중심으로 일반인들도 이해하기 쉽게 구성되어 있습니다.

무엇보다 이 시리즈를 통해 서울대학교병원 최고 명의

들이 건강과 질병에 대한 전문 지식을 국민들과 함께 공유함으로써, 국가중앙병원으로서 국민 건강관리의 올바른 방향을 제시하고 평생 건강을 계획하며 관리할 수 있게 된 것은 정말 소중한 일이 아닐 수 없습니다. 더욱이 독자들의 관심과 요구에 부응하여 2024년에 Health⁺ 시리즈를 다양한 질병으로 확장해 발간하게 되어 기쁘게 생각합니다.

이 책의 발간에 수고를 아끼지 않은 원고 집필 교수진과 서울대학교출판문화원 편집진에게 감사를 드리며, Health⁺ 시리즈 발간이 우리 모두의 건강한 미래를 밝히는 소중한 길잡이로서 국민 모두가 더욱 건강하고 행복한 삶을 영위해 나가는 뜻깊은 계기가 되기를 기대합니다.

서울대학교병원장

이 책을 펴내며

최근 언론과 인터넷 등에 많이 소개되어 이제는 꽤 익숙한 단어가 되었지만, 두경부암은 명칭이 어려워서 과거에는 환자들이 잘 이해하지 못하는 질환이었다. 두경부암은 주로 흡연과 음주에 의해 발생한다. 주로 나이가 많은 남자에게 흔한 질환이고, 대체로 형편이 넉넉하지 않은 분들에게 발병해 치료가 늦어져서 안타까운 일도 많이 일어나는 병이기도 하다. 또한 두경부암은 얼굴에 위치하다 보니 미용적인 문제도 많고, 먹고 말하고 숨 쉬는 기능에 영향을 주기 때문에 치료가 특히 중요하다. 관심을 가지고 일찍 발견하면 쉽게 치료하고 후유증이 많이 남지 않지만, 진행된 암에서는 상당한 후유증이 남는 경우가 많기 때문에 조기 발견이 매우 중요하다.

오늘날에는 흡연과 음주가 주요 원인인 후두암은 점차 줄어드는 반면, 인유두종바이러스와 관련하여 발생하는 편도암이 젊은 층에 증가하는 추세이고, 정확한 이유는 모르지만 젊은 나이에 발생하는 구강암도 늘어나고 있다. 따라서 병의 성격이 점차적으로 변화하고 있기 때문에 이제는 고령에서 주로 발생하는 암이라고 말하기도 어려워졌다.

이 책을 통해서 여러 가지 두경부암에 대한 기본적인 정보를 제공하고자 하였다. 다만 두경부암은 다른 부분과 달리 하나의 암이 아니고 성질이 전혀 다른 여러 가지 암을 포괄하는 용어이다 보니 각각의 암을 깊이 있게 설명하지는 못하였다. 치료의 결정 과정을 이해하는 데 조금이라도 도움이 되길 기대한다.

2024년 10월

안순현(서울대학교병원 이비인후과)

차례

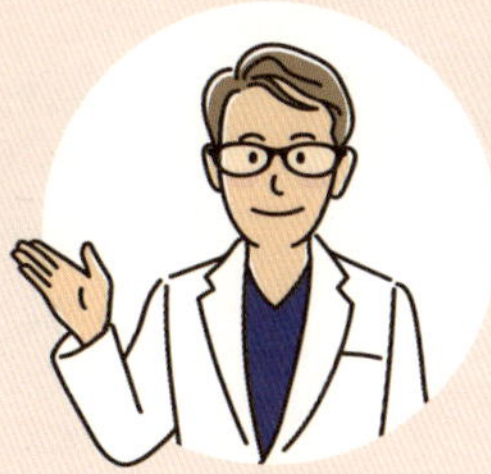

Health+

HEAD and NECK CANCER

01 두경부암이란?

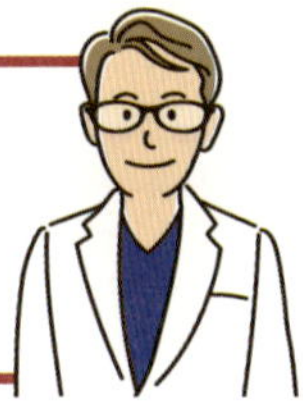

두경부의 명칭

두경부라는 명칭에서 두(頭)와 경(頸)은 각각 머리와 목을 의미하는 단어이고, 두경부는 그 안에 있는 여러 가지 신체 구조를 포함한다. 이비인후·두경부외과는 사람의 목과 머리에서 발생하는 질환을 담당하는데, 신경외과가 담당하는 뇌, 척추센터에서 담당하는 척수·척추와 이에 관련된 근육 및 신경, 안과에서 담당하는 안구의 문제를 제외하고 나머지 모든 질환을 진료한다. 이 중에서 두경부외과는 종양에 좀 더 특수화된 진료 분과다.

두경부와 비슷한 범위의 해부학적 용어로는 흉부, 복부, 골반부 등이 있다. 우리가 익히 아는 바와 같이 흉부에 발생하는 암은 폐암, 유방암이 가장 대표적이며, 복부암에는 위암, 간암, 대장암 등이 있고, 골반부암은 비뇨기나 생식기에 발생하는 암을 일컫는다. 이와 유사하게 두경부암은 구강암, 구인두암, 비인두암, 후두암 등의 많은 질환을 포함하는 용어다. 그러나 복부의 위암, 간암 등에 비해서 암이 생기는 빈도가 적고 기능적으로 연결이 되어 있으므로, 각각을 담당하는 센터를 만들지 않고 두경부암센터에서 여러 가지 암을 같이 진료하게 된다. 두경부암의 명칭도 생기는 곳에 따라 다른 이름으로 불리기 때문에 병을 치료하기

신체 부분별 발생 암

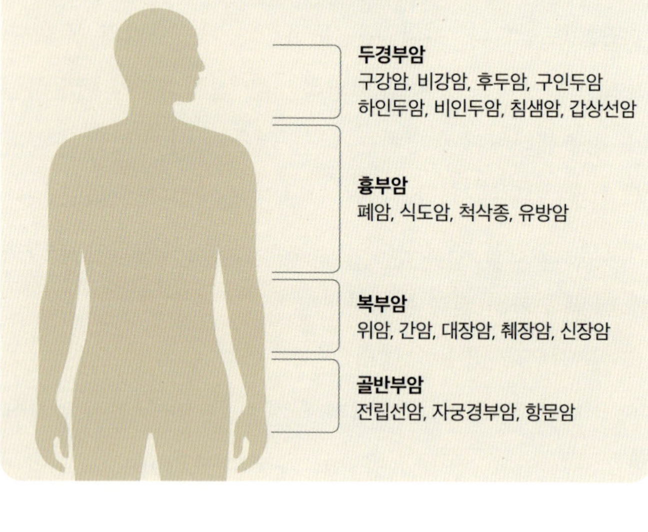

위한 적절한 전문과를 찾기 힘든 경우도 있다.

두경부는 신체 중에서 먹고 말하고 숨 쉬는 기능을 하는 곳으로 삶의 질에 많은 영향을 미치는 곳이다. 두경부 각각의 주요 구조와 기능에 대해 알아보자.

비강·부비동

비강·부비동은 호흡을 위한 공기가 통과하는 구조를 말한다. 여기에 문제가 발생하면 비강 호흡이 어려워지고, 이로 인해 입으로 숨을 쉬게 되면 수면 중에 극심한 구강건조증을 겪게 된다. 또한 비강의 위쪽에는 냄새를 담당하는 신경기관들이 있어서 비강에 문제가 생기면 후각에도 이상을 일으킬 수 있다. 우리가 음식을 먹으면서 느끼는 맛의 상당 부분은 실제로는 후각에 의해 결정되기 때문에 후각이 소실되면 미각 대부분을 잃을 수 있다.

비강·부비동에 생긴 암으로 수술을 하게 되면 안면부의 골조직을 동시에 제거하게 되므로 안면 비대칭이 발생하고, 안구가 아래로 떨어지는 현상이 생길 수 있어서 외모에도 큰 변화가 일어날 수 있다.

구강

흔히 구강을 설명할 때, 위로 입천장을 만져 볼 때 바닥에 뼈가 받치고 있는 곳을 경구개라고 하고, 혀 부분에서 일반적으로 거울로 보이는 부분을 구강설이라고 한다. 또한 양옆의 볼점막과 치아와 잇몸, 입술의 안쪽 면 등이 모두 구강에 포함된다.

구강의 역할은 저작, 발음, 미각이다. 우리가 식사할

구강의 구조

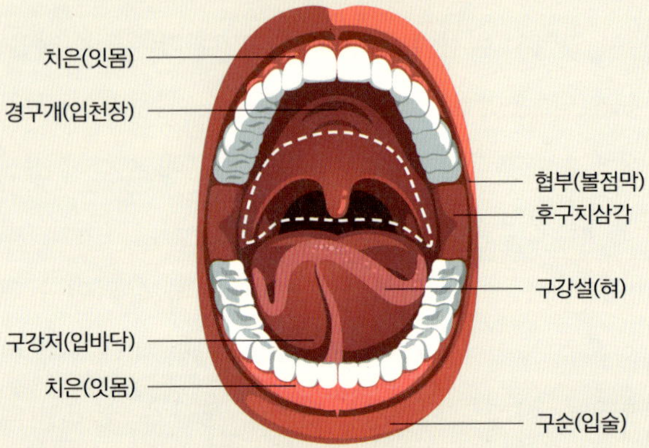

목젖을 중심으로 표시된 점선 부위는 구인두에 속하며 그 앞쪽의 구조를 통틀어서 구강이라고 부른다.

때, 음식을 입안에 넣으면 혀는 음식을 대구치로 계속 옮겨 씹을 수 있게 하면서 동시에 적절하게 작은 조각으로 만들어 삼킬 정도가 될 때까지 음식을 입안에 머물게 하는 역할을 한다. 그리고 그 사이에 혀의 신경조직으로 맛을 느끼면서 여러 형태의 음식을 무리 없이 섭취하는 것이다. 따라서 구강의 질환으로 혀 대부분을 제거하면, 저작운동에 문제가 발생하여 유동식 위주의 식사를 할 수밖에 없고, 잇몸 종양이나 구강 종양이 하악을 침범하는 경우에는 치아의 상당 부분을 절제하기 때문에 이 또한 음식 섭취에 어려움을 겪게 된다. 또한 발음을 정확히 하려면 혀가 자유롭게 움직여야 하는데, 이에 제한이 생기면 특정 발음이 불가능하게 되어 의사소통에 불편함이 발생한다.

후두

후두는 가장 대표적인 구조가 성대이며, 이곳에 문제가 발생하면 목소리가 변하게 된다. 부드러운 점막으로 이루어진 성대는 우리가 숨을 들이쉬고 내쉴 때는 열려서 공기가 쉽게 통과할 수 있게 해주고, 말을 할 때는 성대가 닫혀서 작은 틈으로 공기가 서서히 지나가면서 성대의 점막에 떨림을 만드는데, 이 과정에서 사람마다 독특한 주파수의 목

후두의 구조

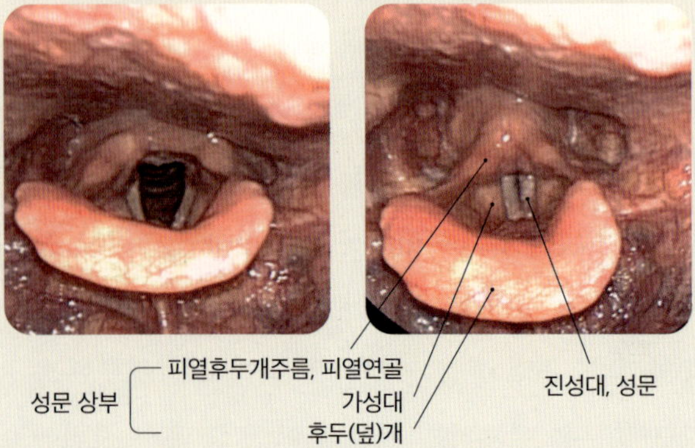

| 후두의 성문 혹은 성대는 숨을 쉴 때는 좌측과 같이 열리고, 말을 하거나 음식을 먹을 때는 우측과 같이 닫히게 된다. 성문부의 위쪽을 성문 상부라고 한다.

소리가 만들어진다. 따라서 후두암이 발병하면 조기암의 경우에도 목소리가 변하게 되며, 진행된 암의 경우는 목소리를 잃을 수도 있다.

비인두, 구인두, 하인두

비강·부비동, 구강, 후두의 뒤쪽에는 '인두'라고 부르는 넓은 공간이 있다. 비강·부비동의 뒤쪽 공간을 비인두라고 부르며, 구강의 뒤쪽은 구인두, 후두의 뒤쪽은 하인두라고 일

인두의 구조

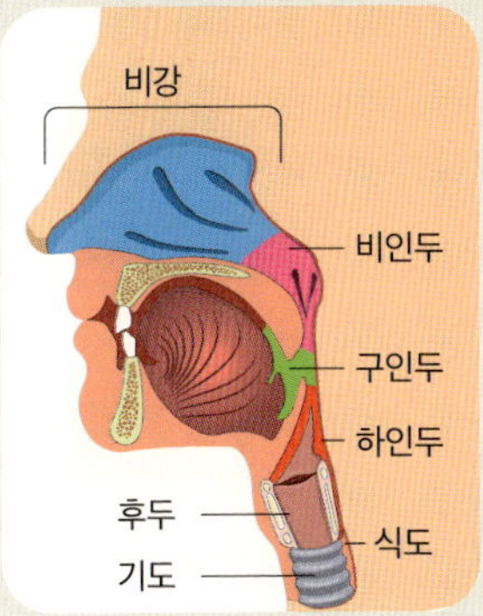

| 인두는 위부터 비인두, 구인두, 하인두로 나뉘며 실제로는 하나로 통하는 구조이다.

구인두의 구조

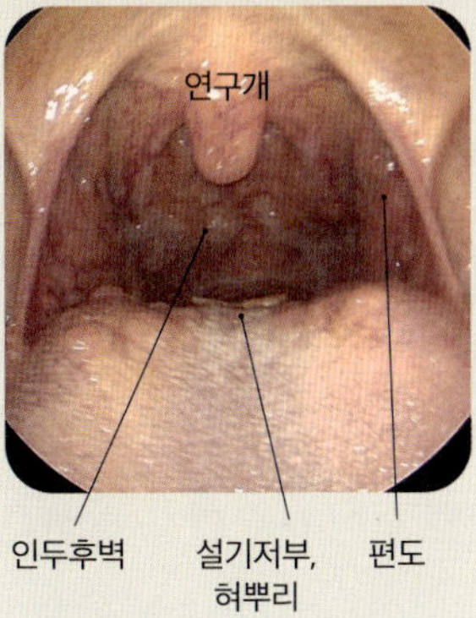

| 구인두는 구강의 뒷부분에 해당하며 편도, 설기저부, 연구개가 주요 구조물이다.

컫는다.

구인두는 입천장에서 뼈가 받치고 있지 않은 목젖 주변 부분인 연구개와 편도, 그리고 혀의 뒤쪽(설기저부, 거울로 입을 볼 때는 보이지 않는 부분)을 포함한다. 구강이 저작, 발음, 미각에 중요한 역할을 하지만 구강설은 대부분이 없어져도 발음과 식사가 가능한데, 이는 구인두 특히 그중에서도 혀의 뿌리에 해당하는 설기저부의 역할이 남아 있기 때문이다. 구인두암을 치료하는 경우는 먹고 말하는 기능에서 구강암보다 더 심각한 결과를 낳을 때가 많다. 목젖을 포함한 연구개는 말을 할 때는 인두의 뒷벽을 막아서 발음이 코로 새지 않도록 해주고, 음식을 먹을 때는 설기저부와 닿아서 음식이 인두로 넘어가지 않게 구강에 잡아 두는 역할을 한다. 구강에서 저작이 끝나고 삼키는 과정이 시작되면 음식이 설기저부로 넘어가는데, 이때 후두의 성대는 힘이 가해져 닫히고 후두덮개가 후두의 위를 덮어서 음식이 숨 쉬는 길로 넘어가지 않도록 한다. 동시에 식도의 입구 역할을 하는 하인두는 최대한 넓게 열리고, 설기저부가 음식을 강하게 아래로 밀어서 식도로 집어넣게 된다. 이 과정에 관여하는 구조 중 하나라도 문제가 발생하면, 음식이 제대로 식도로 넘어가지 못하고 기도로 들어가면서 기침반사를 일으키게 되고, 이 과정이 반복되어 흡인이 일어나면 폐렴이 생겨 사망할 수도 있다. 결국은 입으로 식사를 하지 못하고 콧줄이나 뱃줄로 식사를 해야 되는 상황도 일어난다. 또한 연구개의 이상은 발음에도 문제를 만들어서 말을 할 때 콧소리가 많이 섞이면서 의사소통이 어려워질 수 있다.

하인두는 앞서 설명한 바와 같이 식도의 입구 역할을 하는 구조인데, 후두와 인접한 위치라서 하인두를 제거하는 수술이 필요한 상황이라면 후두도 같이 제거해야 할 때

하인두의 구조

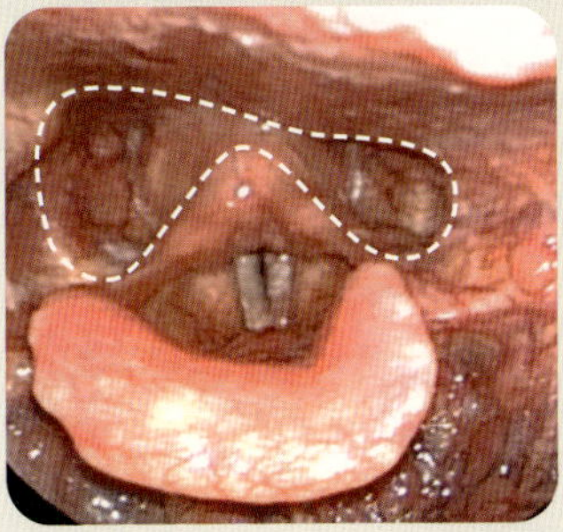

| 하인두는 후두의 뒷부분으로 음식이 넘어가는 식도의 입구 역할을 한다. 점선으로 표시된 부분이 하인두이다.

가 많다. 따라서 하인두암 수술은 후두암과 같이 목소리를 잃을 가능성이 높다.

침샘

이 외에 두경부암이 발생할 수 있는 구조는 침샘이다. 특히 이하선(귀밑샘)은 그 안쪽으로 안면신경이 지나가는데, 이 신경은 얼굴에 감정 표현을 드러내는 역할을 하기에 매우 중요하다. 그런데 이하선에 종양이 진행된 경우는 수술을 할 때 안면신경이 함께 절제될 수 있고, 그러면 얼굴의 절반이 움직이지 않게 되므로 삶의 질에 심각한 영향을 미칠 수 있다.

침샘의 구조

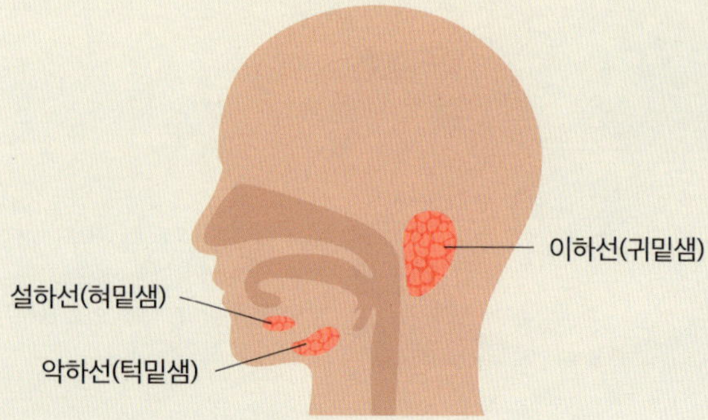

| 주침샘에는 이하선, 악하선, 설하선이 있고, 소타액선은 입안의 점막 아래에 전반적으로 분포해 있다.

앞서 살펴본 것과 같이 두경부 각각의 구조는 사람이 생활하면서 다른 사람과 소통을 하고, 여러 가지 음식을 자유롭게 먹고 마시며 맛을 즐기고, 또한 편하게 숨을 쉬면서 여러 여가활동을 가능하게 하여 삶의 질을 유지하는 데 중요한 역할을 하는 곳이다.

02 두경부암의 발생률

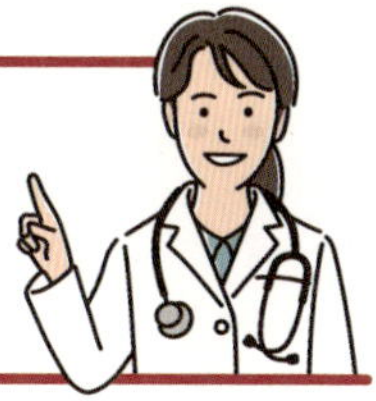

때로 두경부암을 드물게 생기는 희귀질환이라고 말하기도 한다. 그러나 이는 암의 발생 통계를 보고할 때, 각각의 병이 따로 계산되기 때문에 생긴 오해다. 2023년 5월에 발표된 국가암등록통계를 보면, 두경부암 발생자 수를 입술, 혀, 구강, 주침샘, 편도, 구인두, 비인두, 하인두, 구강 기타, 비강 및 부비동, 후두의 열 개 부분으로 나누어 보고하고 있다. 따라서 각각의 수치로만 보면 매우 희귀하지만 2020년에 총 5,196명의 두경부암 환자가 발생하였고, 그중에서 특히 남성에게 3,988건 발생하여 남성이 걸린 암 가운데 두경부암이 10위에 해당된다.

두경부암의 발생 원인으로 가장 잘 알려져 있는 것은 흡연과 음주다. 이 중에서도 특히 흡연이 가장 큰 원인이

두경부암의 발생률 (2020년 기준)

* 2020년 두경부암 발생 현황

두경부암	남성	여성	합계
혀, 구강	1,104	627	1,731
편도, 구인두	642	115	757
비인두	318	101	419
하인두	453	33	486
후두	1,141	62	1,203
주침샘	330	270	600
합계	**3,988**	**1,208**	**5,196**

* 2020년 남성 암 발생 현황 (단위: 명, %, 명/10만 명)

순위 (Rank)	암종 (Site)	발생자 수 (Cases)	백분율 (%)	조발생률 (CR)	연령표준화 발생률 (ASR*)
	모든 암(All cancers)	**130,618**	**100.0**	**510.1**	**563.8**
1	폐(Lung)	19,657	15.0	76.8	88.0
2	위(Stomach)	17,869	13.7	69.8	76.2
3	전립선(Prostate)	16,815	12.9	65.7	74.8
4	대장 (Colon and rectum)	16,485	12.6	64.4	70.6
5	간(Liver)	11,150	8.5	43.5	47.4
6	갑상선(Thyroid)	7,458	5.7	29.1	28.9
7	췌장(Pancreas)	4,324	3.3	16.9	19.0
8	신장(Kidney)	4,135	3.2	16.1	16.9
9	담낭 및 기타담도 (Gallbladder etc.)	4,012	3.1	15.7	18.3
10	방광(Bladder)	3,826	2.9	14.9	17.4

| 두경부암은 여러 부분으로 나뉘어 보고되지만 남성에서는 3,988명이 발생하여 남성 호발암 10위에 해당된다.

두경부암의 발생률 변화 추이(1999~2020)

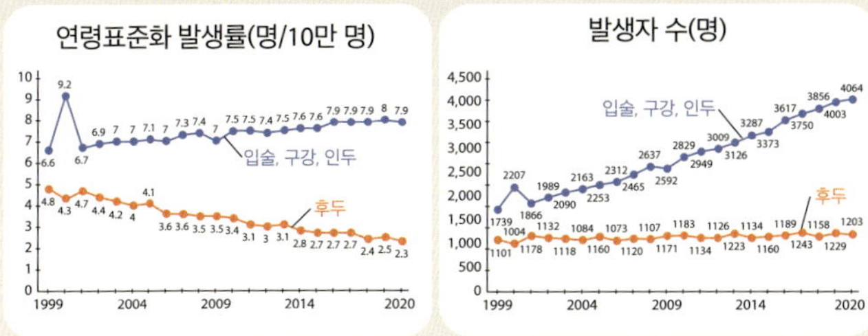

| 후두암은 전반적으로 줄어드는 추세인 데 반하여 입술, 구강, 인두 암은 점차 증가하는 추세를 보인다.

되는데, 최근의 추세는 과거보다는 성인 흡연률이 많이 줄고 있는 상황이다. 따라서 흡연으로 발생하는 가장 대표적인 암인 후두암은 2000년에 비해서 지속적으로 감소하는 추세다. 이에 반해서 구인두암은 상당 부분이 인유두종바이러스에 의해 최근 많이 발생하고 있으며 발생률이 증가하는 경향을 보인다. 또한 아직 원인이 밝혀지지 않았지만, 구강암의 발생도 최근 들어 계속 증가하는 추세를 보이고 있어 두경부외과 의사들이 우려하고 있다.

Memo

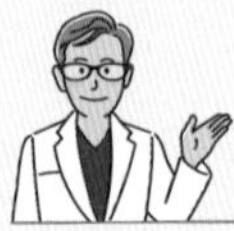

두경부암의 발생 원인

두경부암의 원인으로 가장 잘 알려진 것은 흡연이며, 특히 후두암은 비흡연자에 비해 8배 이상의 발병 위험을 보인다고 알려져 있다. 그 외에 인두암과 구강암의 발생도 3배 이상 높다. 담배를 끊는다고 해도 1~4년 정도 금연한 사람의 암 발생은 흡연자에 비해 30퍼센트 정도 감소한다고 하며, 10년 이상 금연해야 발생률이 64퍼센트 감소하는 것으로 알려져 있어 잠깐의 금연은 암 예방에 도움이 되지 않는다. 비흡연자와 같아지려면 20년 이상 금연을 해야 한다.

우리나라의 경우는 많지 않지만 시가나 씹는 담배는 주로 구강암의 발생을 높이는 것으로 알려져 있으며, 간접흡연도 어느 정도 영향이 있는 것으로 알려져 있다.

음주는 하루 소주 한 병을 계속 마시는 경우 후두암은 2.4배, 구강암은 5배 더 높은 발병을 보인다고 알려져 있다. 하루에 작은 잔의 와인 정도(125ml)는 영향이 없는 것으로 알려져 있으나, 그보다 많은 경우는 암의 발생률이 증가한다.

인유두종바이러스, 엡스타인·바 바이러스는 각각 구인두암, 비인두암의 원인으로 잘 알려져 있다. 이 외에도 자외선 노출은 입술암 위험을 높이며, 헬리코박터, 자가면역질환, 가족력, 작업장에서의 나무 먼지나 포름알데하이드 노출 등도 관련이 있는 것으로 밝혀졌다.

03 두경부암의 진단과 검사

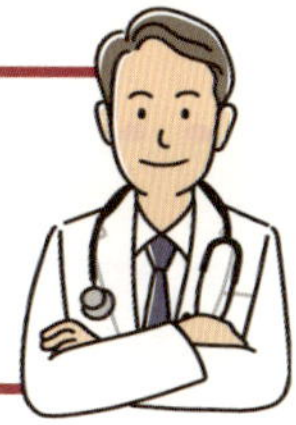

진단에 가장 중요한 것은 조직검사다. 비강, 구강, 후두, 인두의 암은 모두 점막에 발생하므로 이비인후과에서 진료에 쓰는 내시경으로 육안 확인이 가능한 경우가 대부분이다. 다만 아주 초기의 병변들은 확인하기 어려울 때도 많은데, 이는 구강이나 인두의 점막이 정상에서도 깨끗하지 않기 때문이다.

의심되는 병변이 보일 때는, 특히 구강암의 경우는 대개 외래에서 바로 조직검사가 가능하다. 비강과 인두(비인두, 구인두, 하인두)의 종양은 그냥 눈으로는 보이지 않기 때문에 내시경이나 적합한 기구를 이용해 외래에서 조직검사를 한다. 그러나 후두, 특히 성대의 종양은 외래에서는 조직검사가 힘들고 입원하여 전신마취를 한 상태로 시행하는 경우

병기 판정을 위한 영상 검사들

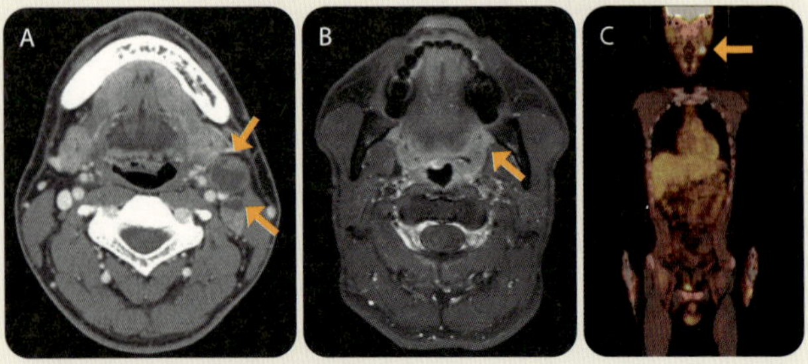

A. 전산화단층촬영(CT)은 원발부와 경부를 함께 볼 수 있다. 특히 경부림프절의 비대를 확인하는 데 유용하다. 화살표는 전이된 림프절을 표시한다.
B. 자기공명영상(MRI)은 연부 조직의 대비가 강하므로 원발부 종양의 침범 범위를 CT보다 잘 관찰할 수 있다. 화살표는 편도의 암을 표시한다.
C. 양전자단층촬영(PET/CT)은 대사량을 검사하는 기능적 영상이다. 화살표의 밝은 부위는 전이된 림프절로 암은 정상에 비해서 대사가 빠르므로 밝게 보인다.

가 대부분이다. 이는 성대 부위 접근이 어렵고, 기도는 점막 신경이 예민하여 건드리면 기침이 심하게 나와 정확한 조직검사가 어려우며, 성대의 점막에 지나친 손상이 생기면 목소리의 변화가 영구히 남기 때문이다.

침샘이나 목의 종괴로 병원에 온 환자는 바늘을 이용하여 종양 세포를 채취하는 세침흡인세포검사가 주로 이용되며, 잘 만져지는 경우는 촉지하면서 세침 검사를 시행할 수 있다. 최근에는 주로 초음파영상의 도움을 얻어서 바늘의 위치가 정확한지를 확인하고 세포를 채취하는 방식이 대부분이다. 또한 굵은 내경의 총생검(gun biopsy)을 이용하는 경우도 많은데, 실제 조직검사와 유사하게 조직을 보고 판정을 내릴 수 있고, 채취된 조직을 이용해서 추가적인 검사를 시행할 수 있는 장점이 있어서 이를 선호하는 병원도 있다.

조직검사를 통해서 암이 진단되면 병기 판정을 위해서 전산화단층촬영(CT), 자기공명영상(MRI)으로 원발부 종양의 범위와 침범 구조를 확인하고 양전자단층촬영(PET/CT)으로 원격 전이 여부를 확인한다. 두경부암의 가장 흔한 원인은 흡연과 음주이며, 이에 따라 추가적인 암이 식도에 있는 경우도 상당히 많아서 식도 병변을 확인하기 위한 위내시경을 함께 시행하기도 한다.

Health+

HEAD and NECK CANCER

04 두경부암의 치료

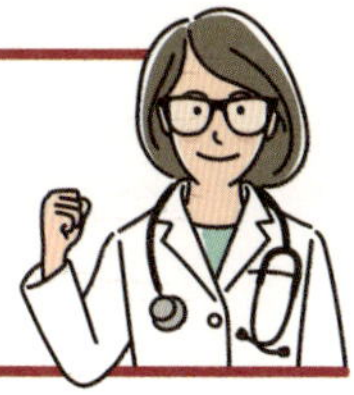

다학제적 접근이 중요한 질환

두경부암이 진단되면 치료 방침을 결정해야 한다. 이 과정에서 환자와 보호자는 가능한 치료의 장점과 단점, 그리고 각각의 한계점, 향후의 부작용에 대해서 충분한 이해를 하고 치료 방법을 결정하는 것이 중요하다.

두경부암 치료를 위한 방법에는 대표적으로 수술, 방사선치료, 항암치료 세 가지가 있다. 원격 전이가 없는 것으로 확인된 경우, 두경부암의 치료는 원발부와 림프절의 병변을 해결하는 것이 중요하며, 이때는 수술과 방사선치료가 가장 중요한 치료법이 된다. 항암치료 역시 중요한 부분을 차지하는데, 필요에 따라서 항암치료를 먼저 2~3회 시행하여 종양의 반응을 보고 다음 치료를 수술과 방사선치

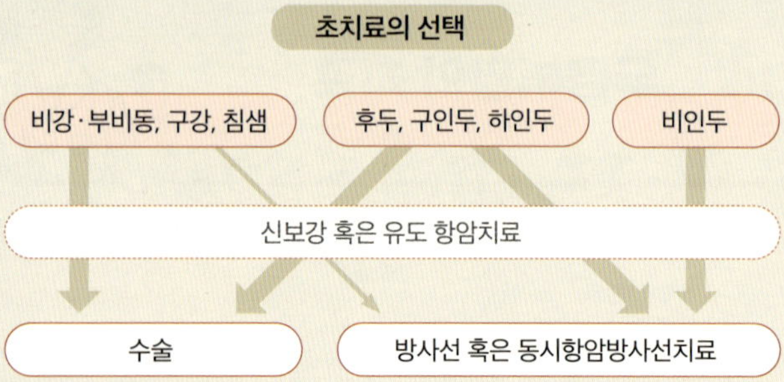

| 비강·부비동암, 구강암, 침샘암은 수술이 주로 이용되지만 부득이한 경우 방사선치료로 시작하기도 한다. 후두암, 구인두암, 하인두암은 두 가지 치료가 모두 가능하며, 비인두암은 방사선치료로 시작한다. 모든 암에서 치료 전에 항암치료를 다양한 목적으로 시행할 수도 있다.

료 중에서 결정하기도 하고, 방사선치료의 효과를 최대화하기 위해 방사선과 동시에 시행하는 동시항암방사선치료를 시행하기도 한다.

각각의 암을 설명할 때 다시 언급하지만, 기본적으로 비인두암은 방사선 단독 혹은 동시항암방사선치료가 첫 치료 방법으로 선택되고, 구강암 혹은 침샘암은 수술이 첫 치료로 추천된다. 그 외 후두암, 구인두암, 하인두암의 경우는 수술과 방사선치료 중에서 선택을 해야 한다. 이 과정은 매우 중요해서 담당 의사, 대부분은 두경부외과 의사가 치료 방법에 대해서 환자와 보호자에게 설명을 하게 된다. 또한 두경부암의 치료에 관련되는 이비인후·두경부외과, 방사선종양학과, 종양내과, 진단방사선과, 병리과가 함께 모여서 환자의 병을 리뷰하고 치료에 대해서 상의하는 다학제진료 혹은 다학제치료 회의가 매우 중요한 역할을 한다. 여러 임상과가 모여 토론을 통해 환자에게 가장 도움이 될 수 있는 치료를 결정하고, 이를 환자에게 추천하며, 최종 결정은 환자와 보호자가 하게 된다.

초치료의 선택

다른 분야의 치료도 동일하지만 특히 암의 치료는 계속 발표되는 여러 가지 학술논문을 리뷰하고 이를 정리해서 발표하는 치료 진료 지침들에 따르게 된다. 전통적인 암 치료법은 수술이고, 이 방법이 가장 직관적이며 치료 성과가 좋을 가능성이 높다. 그러나 앞에서 언급한 바와 같이 두경부는 먹고 말하고 숨 쉬는 기능과 밀접한 관련이 있고, 수술부위가 얼굴 부분이므로 미용적으로도 많은 변화가 발생할 수 있다.

현재의 다학제적 접근법은 1990년대에 후두암의 수술과 항암 후 방사선치료를 비교하는 연구를 통해 일반화되었다. 당시 연구 결과는 후두암의 근치적 수술인 후두전절제술을 시행하면 정상적으로 말을 할 수 없게 되는 것에 비해, 방사선치료를 시행할 경우 3분의 2의 환자가 후두를 보존할 수 있었다. 이후에 후두암에서 동시항암방사선치료가 방사선치료만 단독으로 실행하는 것보다 후두의 보존율이 높다는 것을 확인하면서, 수술을 시행할 경우 삶의 질이 많이 떨어질 것으로 예상될 때는 동시항암방사선치료를 먼저 선택하는 경우가 많아졌다. 경우에 따라서는 수술이나 방사선치료 전에 항암치료를 먼저 시도하는 경우도 있으며, 이를 통해 종양이 얼마나 반응을 하는지에 따라서 다음 치료를 결정하기도 한다.

그러나 꼭 기억해야 할 점은 처음 치료를 수술, 방사선, 항암치료 중에 하나를 선택하더라도 진행에 따라서 다른 치료 방법이 추가되는 경우가 많다는 것이다. 어떻게 보면 치료의 순서를 결정한다고 생각하는 것이 더 현실적일 수 있다.

수술 치료

초치료를 수술로 할 것인지 방사선치료로 할 것인지는 담당 의사, 환자, 보호자의 의견이나 선입견에 의해 결정되는 경우가 많다. 두경부암이 진단되는 것은 대부분 이비인후·

두경부외과의 외래에서 이루어지게 되므로, 가장 처음 치료를 상의하는 것도 두경부외과 의사일 가능성이 높은데, 두경부외과는 주로 수술을 하는 진료과이기 때문에 수술에 조금 더 관심을 가지고 설명하게 되는 경우가 많다.

수술 치료의 경우, 주로 인두와 후두에서 생긴 암이 문제가 된다. 비교적 암이 조기에 발견되어 원발부의 암이 크지 않아서 간단한 수술로 제거가 가능하고, 림프절전이도 제한적이며, 수술을 시행함으로써 치료를 종결할 수 있는 환자라면 수술을 먼저 하는 것이 좋다. 그러나 실제 상황에서 이 결정은 쉽지가 않다. 검사에서 림프절전이가 보이지 않더라도 경험적으로 전이 확률이 높은 암에서는 예방적 경부절제술을 시행하는데, 이는 아주 빠르게 발견된 조기암을 제외하고는 대부분이 필요하다. 따라서 목에 상처가 생기는 것을 피하기 어렵기 때문에 젊은 환자, 특히 여성 환자들이 꺼리는 부분이다. 또한 경부절제술은 나중에 어깨 통증, 수술 부위의 감각저하 등이 남고, 환자에 따라서는 어깨 움직임에 어려움을 느끼는 경우도 생길 수 있다. 예방적 경부절제술을 시행하는 경우는, 수술 중 제거한 조직을 모두 병리과에서 다시 검사를 해서 원발암이 얼마나 잘 제거되었는지, 잠복 전이가 있었는지를 확인하게 되고, 이로

써 실제 암의 정확한 병기를 알게 되는 것은 큰 장점이다. 영상에서 보이는 것과 달리 원발부의 암이 크거나 잠복 전이를 포함한 림프절전이가 예상보다 심한 경우도 있다.

방사선치료와 동시항암방사선치료

방사선치료는 수술을 하지 않고 암을 치료할 수 있는 방법이므로 많은 환자가 매력적으로 느낄 수밖에 없다. 방사선치료를 결정할 때는 치료 과정과 결과에 대한 기대치를 잘 이해하는 것이 중요하다. 수술적 치료는 보이는 종양을 물리적으로 제거하는 것이므로 눈에 보이는 병변이 확실히 없어지지만, 방사선치료는 암세포가 죽으면서 천천히 없어지는 과정이므로 실제로 모든 종양이 없어졌는지에 대한 판정이 어려운 경우가 많다.

또한 암의 위치에 따라 방사선치료의 효과에 대한 기대치가 달라진다. 인유두종바이러스로 인한 구인두암과 1~3기 후두암의 경우는 방사선 혹은 동시항암방사선치료로 병이 완전히 없어지는 관해(寬解)가 70퍼센트 이상까지도 보고되어 있어 좋은 결과를 기대할 수 있다. 그러나 하인두암, 4기 후두암에서는 완전 관해를 이룰 가능성이 50~60퍼센트 정도로 전해져 비교적 기대치가 낮다.

Memo

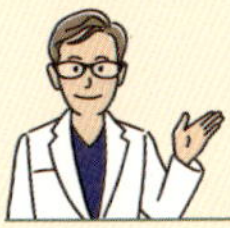

동시항암방사선치료

동시항암방사선치료는 두 가지 기대를 가지고 이루어진다.

첫째는 항암치료가 그 효과를 발휘해서 방사선 범위 외의 암 세포도 제거할 수 있지 않을까 하는 기대다. 그러나 이 효과는 기대만큼 뚜렷하게 나타나지 않는다. 두 번째는 방사선의 효과를 항암으로 더 높이기 위한 것이다. 이 방법은 세포의 독성을 높이고 방사선으로 손상된 세포가 자연 치유되는 과정을 막으면서 방사선에 효과가 적은 상태에 있는 세포들을 더 예민하게 만들어 주는 역할을 항암을 통해서 얻고자 하는 것이다.

그러나 이 장점들은 암세포에만 일어나는 것이 아니고 정상 조직에서도 동일하게 일어나므로 방사선치료에 따른 구강점막염과 같은 부작용도 강하게 일어나게 된다. 따라서 이 치료의 장점과 단점에 대해 충분히 고려한 뒤 선택해야 한다. 일반적으로 조기암(1~2기)에서는 방사선치료 단독으로, 진행암(3~4기)에서는 동시항암방사선치료를 선택하고 있다.

방사선치료는 30회에서 33회의 치료가 필요하고, 주말을 제외하고 매일 병원을 방문해야 한다. 또한 치료에 적절한 방사선조사량이 있는데, 이를 짧은 시간에 많은 양을 주면 심각한 합병증이 발생하므로 환자의 몸이 견딜 수 있는 정도의 적은 양으로 나누어 주게 된다. 그러나 가능하면 최대한 단기간에 치료를 끝내야 치료 성과가 좋은 것으로 알려져 있기 때문에 치료 중간에 힘들더라도 쉬었다가 치료를 다시 재개하는 것은 피해야 한다. 또한 방사선치료는 기본적으로 외래에서 시행하게 된다. 따라서 숙소에서 병원까지의 이동이 어렵지 않아야 하므로, 집에서 가까운 병원에서 치료를 받도록 권유하고 있다.

방사선치료는 원발 부위의 점막과 목의 피부에 염증을 일으킨다. 이는 강한 햇빛을 차단제 없이 계속 받으면 피부가 화상을 입으면서 벗겨지는 것과 유사하다. 이런 부작용은 특히 항암치료가 추가되는 동시항암방사선치료에서 더욱 심각하게 일어난다. 동시항암방사선치료는 진행된 암에서 방사선치료만 진행하는 것에 비해 통계적으로 유의미한 높은 치료 성과를 보이면서 임상에서 많이 시행하고 있다. 이 치료는 약 6주 정도의 방사선치료 기간 중에 방사선치료의 효과를 높이기 위해 항암치료를 추가하는 것이다. 동시

동시항암방사선치료 후 결과 판정

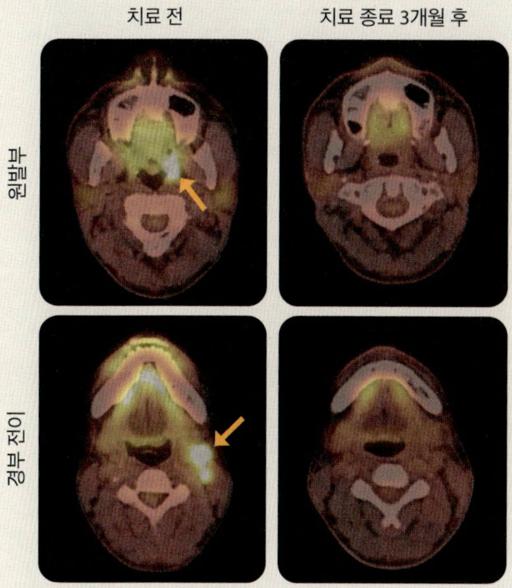

| 방사선치료 종료 후 3개월 시점에 시행되는 PET/CT에서 대사가 활발한 부분이 남아 있는지로 결정한다. 사진에서 좌측의 원발부와 경부 전이의 밝은 부위가 치료 종료 3개월 후에는 보이지 않게 되었으며, 이런 환자는 완전 관해로 판정한다.

항암방사선치료는 전통적인 항암치료와 같이 3주에 한 번 치료 용량의 항암제를 주사하는 것이 원래 스케줄이지만, 고용량의 항암치료를 견디기 어려운 경우가 많아서 많은

병원에서 항암제의 양을 적게 나누어서 1주일에 한 번씩 주사하는 방법으로 대체하기도 한다.

방사선치료가 6주차에 끝나도 암세포의 소멸은 시간이 더 걸리는 경우가 많다. 학술논문에 따르면, 방사선치료 직후에는 암세포가 살아 있어도 3개월 정도 후에는 소멸되는 경우가 있다고 알려져 있다. 또한 방사선치료에 의한 병변의 염증이 완전히 가라앉는 것도 그 정도의 시간이 걸리기 때문에 방사선치료의 결과 판정은 일반적으로 방사선치료 종료 후 3개월이 지난 시점에 이루어진다. 방사선치료가 끝나면 1개월 전후에 CT 혹은 MRI로 치료 전과 종양의 크기를 비교하는 1차 효과 판정을 한다. 이 검사에서 보이던 종양이 보이지 않게 되면 최선의 결과다. 하지만 많이 줄어들었다고 해도 여전히 작은 종양이 남아 있는 경우도 많다. 이런 경우는 시간에 따라서 더 좋아지기를 기대하면서 관찰하게 되고, 방사선치료 종료 3개월에 시행하는 PET/CT를 통해서 남은 병변이 없다는 것이 확인되면 완전 관해로 판정하고 추적 관찰을 하게 된다.

05 두경부암의 추가 치료

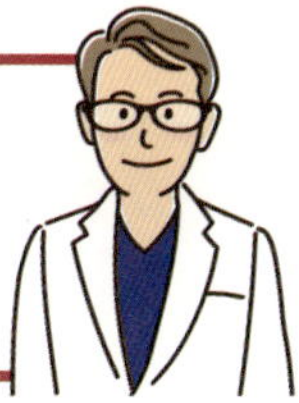

수술 후 추가 치료

수술 후의 추가 치료는 주로 방사선 혹은 동시항암방사선치료가 된다. 추가 치료 여부는 수술 후 조직검사 결과에 따라서 결정된다. 가장 중요한 요소는 림프절전이의 정도와 원발부의 절연이다. 암은 특성상 정상조직을 침윤하면서 증식하므로 종양과 정상 부위의 경계가 모호하다. 따라서 수술 시 정상조직을 추가로 포함하여 넓은 절제가 필요하나, 수술 후 환자 삶의 질은 정상조직이 얼마나 보존되었는지에 의해 결정되므로 절제 범위의 결정은 항상 매우 어려운 문제다. 원발부를 절제하면 병리과에서 잘라진 단면을 모두 표시하여 단면에 암세포가 보이는지를 확인해 준다. 만약 절연에 암세포가 보이는 경우는 남아 있는 조직에 암세포

절제연의 이해

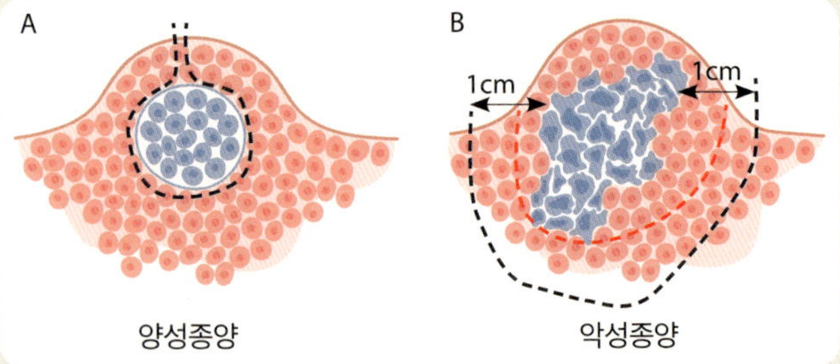

| 붉은색이 정상 세포, 푸른색이 종양을 나타낸다. A의 양성종양은 종양이 막에 쌓여 있는 형태이므로 종양을 둘러싼 막을 잘 유지하면서 제거하면 된다. B의 악성종양은 막이 없고 주위 조직을 침윤하므로 넓은 범위의 검은색 점선과 같이 충분한 정상조직과 함께 제거해야 한다. 붉은색 점선과 같이 자른 면에 암세포가 있는 경우는 재발 가능성이 높아진다.

가 남아 있을 가능성이 있다는 뜻이므로 재발의 가능성이 매우 높아진다.

림프절전이의 여부도 예후에 중요하다. 수술을 시행할 때 경부림프절 절제술이라는 수술은 목의 림프절을 체계적으로 제거하는 수술이다. 그러나 림프절이라는 것은 사람의 몸 지방조직 안에 어디든 있을 수 있는 구조로 완전히 제거할 수 있는 것이 아니다. 일반적으로 두경부암의 위치에 따라 전이가 많이 발생하는 림프절들이 학계에 알려져 있으므로 이 부분을 최대한 제거하는 것이다. 한 개의 림프절전이는 비교적 용인될 만하여 3기로 분류되나, 두 개 이상 전이가 생긴 경우는 4기로 분류되고 재발의 위험성이 높다고 판정한다. 또한 림프절에 전이된 암세포들이 림프절의 피막을 뚫고 외부로 침투했을 때는 특히 재발 가능성이 높아진다. 절연에 암세포가 보이거나, 혹은 림프절의 피막 침범이 보이는 경우는 동시항암방사선치료를 추가로 시행하게 된다. 이 외에도 림프절전이가 다수 생긴 경우는 다학제치료 회의를 통해서 방사선치료만 시행하기도 한다. 수술 후 방사선치료는 수술로 생긴 상처가 아물고 나서 시행되어야 하나, 또한 재발이 시작되기 전에 시행되어야 한다. 보통은 수술 후 4~6주 사이에 시작하는 것이 이상적이다. 따라서 수술을 결정한 경우, 수술 전 CT 등에서 림프절전이가 두 개 이상일 때에는 수술 후 방사선치료를 피하기는 어렵다고 생각해야 한다.

✚ 방사선치료 후 추가 치료

방사선치료 후의 추가 치료는 수술이다. 이는 방사선치료 종료 후 3개월에 시행되는 PET/CT의 결과를 기준으로 결정할 때가 많다. 만약 방사선치료 종료 후 한 달 뒤에 시행하는 CT 혹은 MRI에서 종양이 많이 줄지 않고 명백한 변화가 없는 경우는 PET/CT를 빨리 다시 시행하고 바로 근치적 수술을 시행하게 된다. 방사선치료로 종양이 많이 줄어든 경우는 3개월 후에 판정하는데, 잔존 암이 실제로 존재하는지 혹은 방사선치료 후의 염증이 남아 있는지를 확실히 판단하기 어려울 때가 종종 있다. 만약 잔존 암이 의심되는 곳이 목의 림프절인 경우는 수술을 시행하는 것이 좋다. 경부림프절 절제술은 약간의 부작용 혹은 후유증이 있지만 수술이 어렵지 않고 일상생활에 많은 영향을 주지 않기 때문이다. 이 수술에서 실제로 조직검사를 통해 살아 있는 암세포가 발견되는 경우는 3분의 1 정도다. 그냥 지켜보다 커지고 난 뒤 수술하는 것보다는 미리 절제하는 것이 안전하다.

그러나 구인두 혹은 하인두의 원발부에 잔존 암이 의심될 때에는 어려운 상황에 처한다. 방사선치료를 하게 되면 상처의 치유가 지연되는 현상이 생긴다. 정상적으로는 상처가 발생하면 미세혈관이 자라면서 치유 과정이 이루어져야 하는데, 방사선치료 후에는 새로운 혈관이 잘 생성되지 않고 남은 정상조직도 괴사하는 부작용이 발생하기도 한다. 따라서 남은 병변이 작아 보여도 종양을 절제하였을 때 자연 치유를 기대하기 어렵기 때문에 적절한 재건을 위해 큰 수술이 필요하다. 치유 과정도 초치료로 시행된 수술과는 달리 치유 지연에 의한 여러 가지 합병증이 발생하므로 입원 기간도 길어지고 여러 번의 수술이 필요할 때가 많다. 수술이 잘 끝나도 구인두의 경우는 삼키는 과정에 문제가 많이 발생하고, 후두나 하인두의 경우는 후두전절제술이 필요할 때가 많아서 신중한 결정이 필요하다. 대개는 의심스러운 부분에 반복적인 조직검사를 시행하여 실제로 살아 있는 암세포가 있는지를 확인한 뒤에 수술을 결정한다. 이런 문제 때문에 경우에 따라서는 일정 시기의 관찰을 통해 종양이 실제로 커지는 것을 확인하고 나서 수술을 시행하기도 한다.

Health+

HEAD and NECK CANCER

06 대표적인 두경부암 ① 비강·부비동암

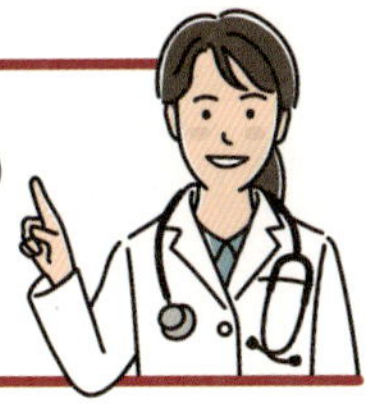

비강·부비동암이 발견됐을 때 대부분은 수술을 우선적으로 고려한다. 특히 비교적 초기에 발견이 되어서 깨끗한 절제가 가능한 경우는 수술을 시행하는 것이 좋다.

그러나 비강·부비동은 안면부 중앙에 위치하고 있어서 수술을 할 경우 얼굴 부위 외모의 변화가 발생하기 쉽다. 특히 부비동의 종양이 안와에 가깝게 위치하게 되면 안와의 하벽을 모두 제거하여야 하는데, 이 경우 수술 후 시간이 지나면서 점차 안구의 위치가 아래로 떨어지고 하안검(눈알을 덮는 두 개의 눈꺼풀 가운데 아래쪽)의 변형이 발생할 수 있다.

병변의 진행이 심한 경우는 암세포가 안구를 침범하거나, 코의 천장을 통해서 뇌로 침범될 수도 있고, 뒤로 진행되면 시신경과 그를 둘러싼 구조에 침범할 수 있다. 이런 경우는 수술보다는 다학제치료 접근을 통해서 항암을 먼저 시도하거나 동시항암방사선치료를 시행하기도 한다.

07 대표적인 두경부암 ② 구강암

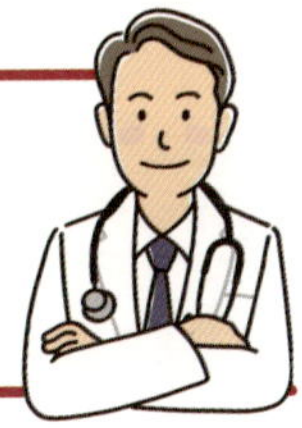

구강암도 수술이 우선적으로 시행되는 부위다. 방사선치료는 수술 이후에 고려된다. 구강은 위치에 따라서 구순, 치은, 협부, 경구개, 구강설, 구강저, 후구치삼각으로 나뉜다. 암의 명칭은 발생한 부위의 이름을 붙여 구강암, 구순암, 치은암, 협부암, 경구개암, 구강설암(설암), 구강저암, 후구치삼각암 등으로 불린다.

조기에 발견된 작은 구강암들은 대개 입안에서 제거할 수 있는 경우가 많다. 암 수술은 언제나 잔존 암이 없도록 충분히 제거하는 것이 목표다. 암은 주위 조직과의 경계가 불분명하므로 암 주변의 정상조직을 충분히 제거해야 남는 암세포를 없앨 수 있다. 따라서 구강암에서는 최소한 CT나 MRI에서 보이는 종양보다 1~1.5센티미터 추가 절연을

구강암의 종류

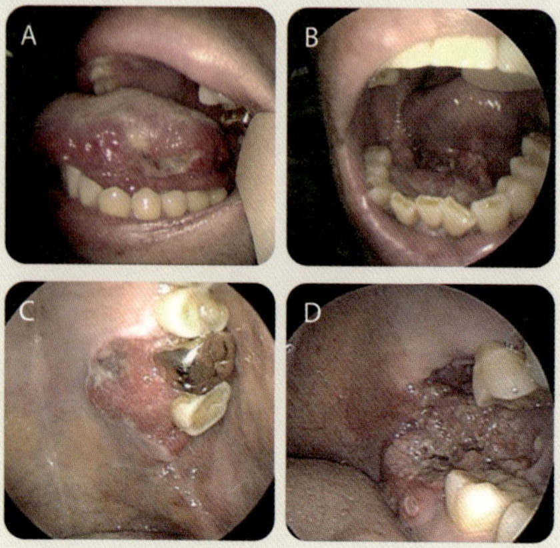

A. 구강설암
B. 구강저암
C. 상악치은암
D. 협부-후구치삼각암

얻는 것이 추천된다. 사람의 구강은 넓은 구조가 아니므로 1~1.5센티미터 길이는 생각보다 큰 수치이며, 다른 절개 없이 입을 통해서 이런 정도의 절제를 할 수 있는 것은 초기 병변뿐이다.

크기가 커진 구강암은 수술을 위해 얼굴이나 목의 절개를 통해 접근을 하게 된다. 구강암은 크기가 커지면 목의 림프절로 전이가 많이 일어난다. 치료를 결정하기 전에 CT, MRI, PET/CT 등으로 전이 여부를 확인하지만, 눈에 보일 정도로 큰 크기의 전이만 확인이 가능하다. 전이가 실제로

구강암 수술의 다양한 접근법

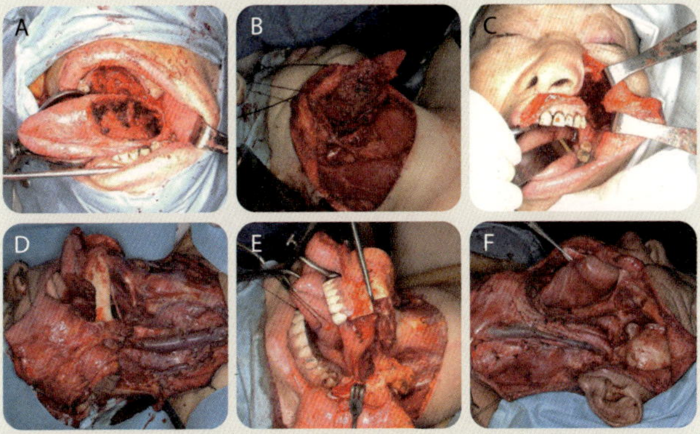

| A. 경구강 수술은 작은 조기암에서 가능하다.
B. 혀를 목으로 옮겨 절제하는 방법으로 혀 종양이 크면 흔히 이용된다.
C. 주로 상악의 종양 제거를 위해 사용되는 술식이다.
D. 구강 뒤쪽 특히 하악의 접근을 위해 아래쪽 피부를 절개해 접근한다.
E. 종양의 후방 침범이 심하거나 입이 안 벌어지는 환자는 하악을 일시적으로 갈라서 수술을 하기도 한다.
F. 종양이 많이 진행된 경우는 하악의 일부를 함께 제거하기도 한다.

있으나 영상 검사에서 보이지 않는 경우를 잠복 전이라고 하며, 구강암에서는 원발부의 병기가 2기 이상일 때 잠복 전이 가능성이 20퍼센트 정도로 알려져 있어서 비교적 전이가 흔한 경부림프절을 예방적으로 제거하게 된다. 예방적 림프절 절제술은 목에 추가적인 상처를 낼 수밖에 없고 수술에 따른 합병증도 있을 수 있다. 하지만 현재까지 발표된 학술논문에 따르면, 예방적 림프절 절제술을 시행하는 것이 나중에 커진 병변을 발견하고 치료하는 것보다 생존율이 높은 것으로 보고되고 있다.

또한 2기 이상의 병변을 절제하면 구강의 결손이 심하므로 대부분 적절한 재건 수술이 필요하다. 이런 재건을 위해서 유리 피판을 사용할 경우는 적절한 공여 부위 혈관의 확인이 필요하고, 국소 피판을 사용하는 경우에도 피판이 구강으로 들어갈 수 있는 적절한 통로를 만들기 위해서 경부절제술이 필요할 때가 많다.

08

대표적인 두경부암 ③ 후두암

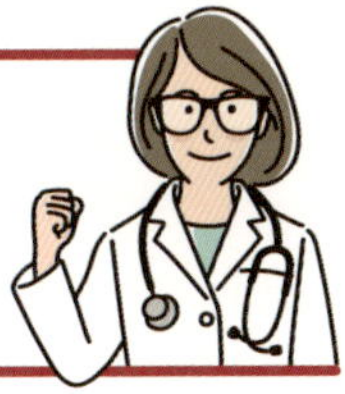

후두암의 검사

후두는 발성을 만드는 성대와 그 위아래로 나누어진다. 후두암은 대부분이 성대에 생기는 암이며, 성대보다 아래에 발생하는 경우는 매우 드물다. 성대에 발생하는 암은 목소리의 변화를 일으키므로 병원을 일찍 방문하기 때문에 조기암으로 발견되는 경우가 많다. 또한 성대는 림프의 흐름이 거의 없어서 전이가 느리기 때문에 예후가 좋은 편에 속한다. 그러나 성대를 정확히 검진을 하기 위해서는 입으로 내시경을 넣으면서 혀를 당기고 보는 방법이나 코를 통해서 굴곡형 내시경을 넣어 관찰해야 하는데, 이 과정이 환자에게는 조금 고통스러울 수 있다.

성대를 포함한 후두 구조는 음식물이 기도로 넘어가는

외래에서 시행하는 후두내시경 검사

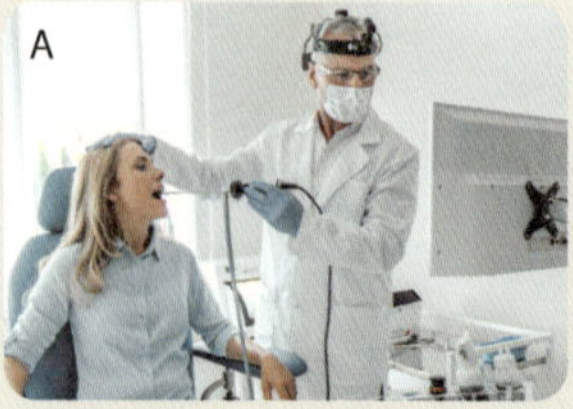

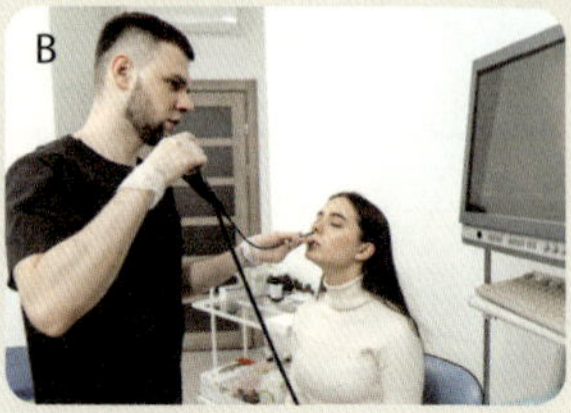

A는 입을 통해서 후두를 보는 방법으로 환자는 앉은 자세에서 몸을 앞쪽으로 약간 숙이고 고개를 살짝 든 상태에서 혀를 내밀면 의사가 혀를 잡고 내시경을 입으로 넣는다. 구역반사가 심한 경우는 어려울 수 있으나 간단하고 내시경에 따라서 더 자세한 검사가 가능하다. B는 굴곡형 내시경을 코로 넣어서 하는 방법으로 코의 마취 등이 필요하지만 구역반사가 적어서 검사가 쉬운 장점이 있다.

것을 예방하는 역할을 하는 곳으로, 약간의 자극에도 강한 기침반사가 일어나게 된다. 따라서 다른 곳과는 달리 조기 암을 판단하기 위한 조직검사를 외래에서 할 수가 없다. 진단을 위해서는 입원하여 전신마취하에 현수후두경검사라는 일종의 수술을 통해 조직검사를 시행하게 된다.

조기 성대암의 치료는 수술 혹은 방사선치료가 가능하다. 수술은 현수후두경하에서 현미경으로 보면서 레이저로 성대의 종양을 절제하는 방법이 일반적이다. 이 수술 방법은 수술을 하는 사람에 따라 적용 범위가 달라질 수 있어

조기 성대암의 수술적 치료

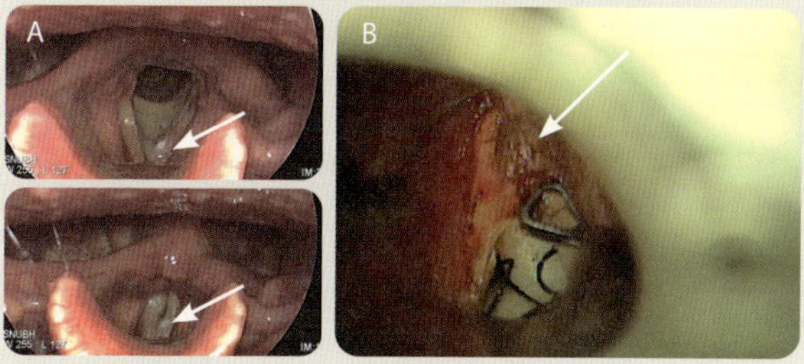

| A. 외래에서 관찰한 좌측 성대의 종양(화살표).
B. 레이저를 이용하여 종양(화살표)을 제거하고 있다.

서 비교적 진행된 암일 때도 시행하는 경우가 있다. 하지만 일반적으로는 성대 한쪽에 국한된 1기 병변일 때 시행된다. 수술은 조직검사와 동일한 조건에서 시행되며 수술 시간도 조직검사만 하는 경우와 많이 차이가 나지 않는다. 따라서 조직검사를 하기 전에 수술로 치료할지 방사선치료를 할지를 결정하면 한 번의 수술로 해결하는 경우도 있다.

레이저수술과 방사선치료

조기 성대암의 방사선치료는 다른 부위와 달리 성대 부분만 치료하므로 비교적 치료 기간에 발생하는 불편함이 적어서 쉽게 견딜 수 있다. 레이저수술과 방사선치료의 선택은 주로 환자가 결정한다. 이 두 가지 치료는 결과 면에서 크게 차이가 나지 않는 것으로 알려져 있으며, 레이저수술은 하루이틀 입원으로 해결되고, 방사선치료는 입원이 필요 없지만 외래에서 17~30회의 치료를 계속 받게 된다. 가장 중요한 결정 요소는 목소리를 얼마나 보존하고자 하느냐에 달렸다. 성대는 발성을 위한 기본 주파수를 만들어 내는 곳이다. 이를 위해서는 진동을 일으키는 얇고 부드러운 점막이 필요하다. 레이저수술은 병변을 포함해서 1~2밀리미터를 추가로 절제해야 하는데, 실제 성대는 크기가 작아서 대개 수술하는 쪽의 성대 점막은 없어진다고 생각해야 한다. 따라서 남은 성대만을 이용하기 때문에 목소리 손실은 평생 남을 수밖에 없다.

방사선치료는 이에 비해 점막을 물리적으로 제거하는 것이 아니므로 대체적으로 수술보다는 목소리의 질이 좋게 유지될 수 있다. 특히 병변이 양쪽 성대에 모두 있는 경우는 수술로 인한 목소리의 손실이 크므로 방사선치료가 유리할 것이다. 그러나 방사선치료를 한다고 해서 정상 목소리가 유지되는 것은 아니다. 방사선치료는 그 효과가 몇 년이 지나서도 나타나기 때문에 성대가 건조하고 모세혈관확

조기 성대암의 치료 후

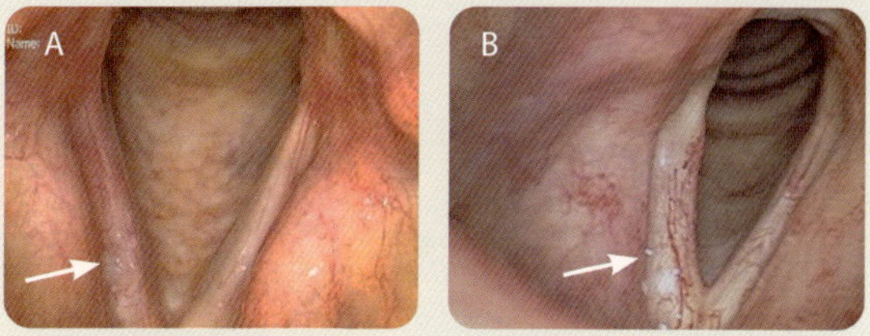

A.레이저 절제술을 시행하여 부분적인 반흔을 관찰할 수 있다.
B. 방사선치료 후 성대의 표면에 모세혈관이 확장되어 있는 모습을 보인다.

장증이 생기면서 목소리가 조금씩 나빠지기도 한다. 선택은 환자와 보호자의 몫이지만 직업적으로 양질의 목소리가 필요하지 않다면 수술을 하는 것이 좋은 경우가 많다.

이미 진행된 후두암은 더 어려운 결정이 이루어져야 한다. 진행된 후두암은 레이저수술과 같이 간단한 수술이 불가하며, 후두전절제술이 필요한 경우가 많다. 진행된 후두암도 병변의 정도에 따라서 목소리를 보존하는 후두부분절제술이 가능한 경우도 있다. 그러나 후두부분절제술을 시행할 때는 성대 대부분을 제거하고 움직이는 피열연골만 남기는 경우가 많아서 목소리는 대개 거칠고 약해지게 된다. 또한 후두로 음식이 넘어가는 것을 막아 주는 후두덮개

후두전절제술의 이해

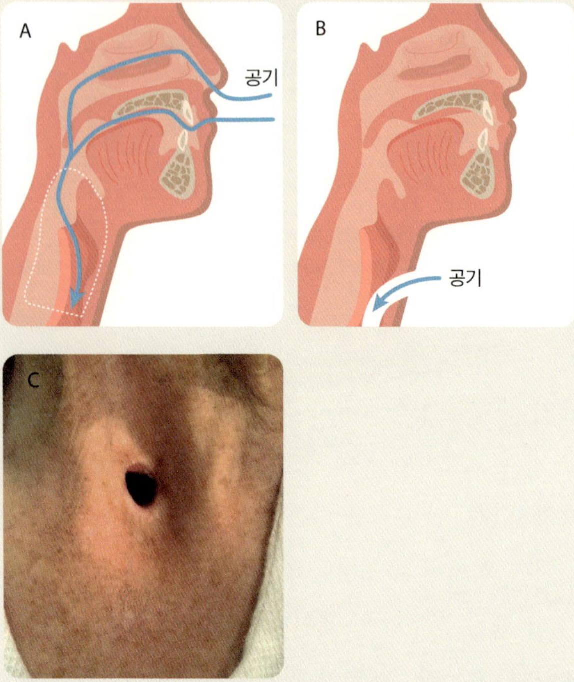

| A. 정상인은 코와 입으로 들어온 공기가 기도로 들어가고 이를 통해 말도 할 수 있게 된다. 점선이 후두전절제술에서 제거되는 부분이다.
B. 후두전절제술 후의 상태로서 숨구멍을 목에 바로 만들어 공기가 입이나 코로 통과하지 않는다.
C. 실제 환자의 목에 있는 숨 쉬는 구멍이다.

가 없어지는 경우, 흡인의 가능성이 높아질 수밖에 없고 이로 인해 흡인성폐렴으로 고생할 가능성도 있다.

후두전절제술을 피하기 위해 동시항암방사선치료를 시도해 볼 수도 있는데, 이 경우는 방사선치료를 30~33회 정도 받아야 한다. 동시항암방사선치료를 통해서 후두암이 치료되어 후두전절제술이 필요 없게 되는 경우는 전체의 60~70퍼센트 정도다. 따라서 치료받는 환자의 3분의 1은 동시항암방사선치료에도 불구하고 종양이 남아서 추후에 후두전절제술을 받게 된다. 진행된 후두암 중에서도 매우 많이 진행된 4기 암은 동시항암방사선치료보다는 후두전절제술을 더 추천한다. 그러나 후두를 보존하고 싶어하는 환자가 많으므로 가능성이 떨어짐에도 방사선치료를 먼저 선택하기도 하지만, 암의 완치율은 수술을 먼저 하는 것이 좋은 것으로 나타나고 있다. 후두전절제술을 시행하면 숨을 코나 입으로 쉴 수는 없고 목의 아래쪽에 만든 숨구멍으로 쉬게 되고 입으로는 음식만 먹게 된다. 따라서 정상적으로 발성을 하지 못하는 영구 장애가 발생한다.

MEMO

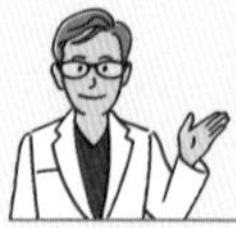

후두전절제술 이후 의사소통 방법

후두전절제술을 받게 되면 정상적인 발성이 불가능해지나, 몇 가지 방법으로 의사소통을 가능하게 할 수 있다.

가장 쉬운 방법은 전자 성대를 이용하는 것인데, 이는 진동기를 목의 피부에 대고 작동시켜 구강에 진동을 일으켜서 말을 하는 방법이다. 후두전절제술을 받은 환자는 장애인 등급을 받으므로 보장구 처방을 이용하여 본인 부담을 많이 줄여서 이 기구를 살 수 있다. 하지만 목의 상태에 따라 진동판이 역할을 제대로 못하는 경우도 있고, 발성이 기계음과 유사하게 만들어져 만족도가 높지 않다. 그러나 간단한 의사소통에는 유용하다.

두 번째 방법은 식도 발성이다. 이는 공기를 삼켰다가 트림을 하면서 말을 하는 것과 유사한 원리다. 많은 연습이 필요하지만, 대형 병원에는 후두전절제술을 받은 환자들이 모이는 환우회가 대개 조직되어 있어 식도 발성을 잘하는 다른 환자로부터 도움을 받아 배우는 경우가 많다. 아무래도 배우기 쉽지 않고, 배워도 발성을 길게 하지는 못한다는 단점이 있다.

세 번째 방법은 수술을 할 때 혹은 그 이후에 식도와 기도 사이에 밸브 구조의 장치를 설치하는 것이다. 이 기구를 설치하면 숨을 내쉴 때 숨구멍을 막으면 기구를 통해서 공기가 입으로 나가고 이 과정에서 식도가 떨리면서 발성이 이루어진다. 수술 전에 발성하던 방법과 거의 동일하므로 적응이 쉽고 잘 이용하면 비교적 능숙하게 말을 할 수 있다. 단점은 밸브가 실리콘 재질이고 얇아서 6개월에서 1년에 한 번 정도 교체를 해야 하므로 비용이 발생한다는 점이다. 또한 기구 주변에 염증이 발생하거나, 만들어진 누공이 커지면서 음식이나 물이 기도로 새는 경우가 있어서 기구를 제거하고 누공을 막는 수술을 시행할 수도 있다는 것이다.

후두전절제술 후 음성 재활 방법

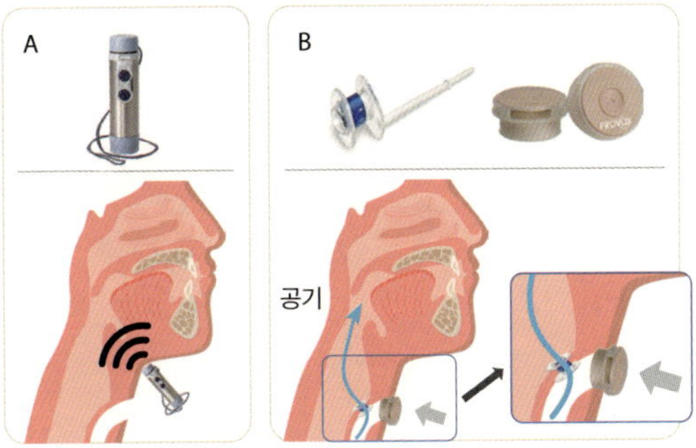

| A는 전자 성대를 이용한 방법으로 턱 밑의 피부에 대고 진동을 만들어서 말을 할 수 있게 한다. B는 식도와 기도 사이에 밸브를 이용한 방법으로 기도의 구멍을 막고(손으로 막아도 되고, 최근에는 그림과 같은 밸브를 사용하는 경우가 많다) 숨을 내쉬면 원 웨이 밸브로 공기가 입으로 빠져 나가면서 발성을 하게 된다.

Health+

HEAD and NECK CANCER

09 대표적인 두경부암 ④ 비인두암

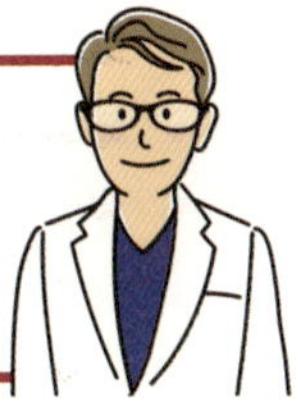

비인두암은 술, 담배가 원인이 아니고 엡스타인·바(Epstein-Barr) 바이러스로 인해 발생하는 것으로 알려져 있다. 엡스타인·바 바이러스는 헤르페스바이러스의 일종이고 침이나 기타 체액을 통해서 전염될 수 있다. 일단 감염되면 다른 헤르페스바이러스와 마찬가지로 몸에 계속 남아 있으며 잠복 상태로 있다가 재활성화되기도 한다. 처음 감염될 때 아무 증상이 없는 사람들도 있어 본인이 감염된 상태인지 쉽게 알기 어렵다.

비인두암은 원발부에 대한 접근이 어려워 수술은 최후의 수단으로 남기게 된다. 병변의 정도에 따라 방사선치료와 항암치료를 적절히 이용하게 되는데, 비인두암은 대부분 경부림프절 전이를 동반하기 때문에 동시항암방사선치

우측 비인두암 환자의 치료 사례

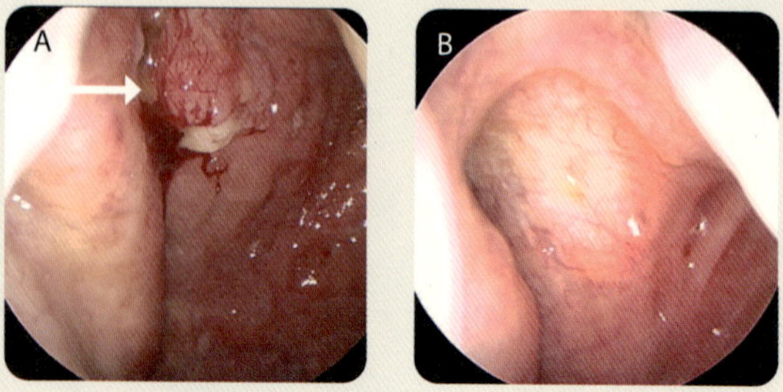

치료 전 | 동시항암방사선치료 후

A. 화살표가 비인두 종양.
B. 동시항암방사선치료 후에 완전 관해가 된 모습.

료를 시행하게 된다. 최근에는 암이 많이 진행된 경우에는 방사선치료 전에 항암치료를 먼저 시행하고 나서 동시항암방사선치료를 하는 경우도 있으며, 이런 결정은 다학제진료팀의 회의를 통해 이루어진다.

10 대표적인 두경부암 ⑤ 구인두암

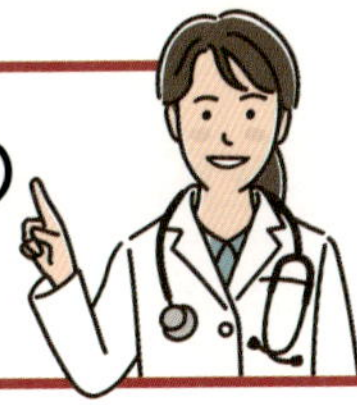

구인두암의 가장 대표이면서 빈도가 높은 것은 편도암이다. 그 외에 설기저부, 연구개, 인두 후벽 등에도 암이 발생할 수 있다. 구인두암은 1990년대 말에서 2000년대 초반 이후부터 매우 많은 변화가 발생한 질환이다. 구인두암은 과거에는 다른 두경부암과 같이 흡연과 음주를 주된 원인으로 생각하고 있었으나, 연구에 의해 인유두종바이러스로 인한 발생이 많은 것이 밝혀지게 되었다.

우리나라에서도 편도암의 70퍼센트 정도는 인유두종바이러스와 관련해서 발생하고 있다. 인유두종바이러스에 의해 일어나는 대표적인 암이 자궁경부암이다. 인유두종바이러스는 주로 생식기 접촉을 통해 전파되는 바이러스이므로 성관계를 활발히 가지는 젊은 층은 절반 이상이 감염된다고 알려져 있다. 보통은 본인이 인유두종바이러스에 감염이 되었는지 모르는 경우가 많은데, 이는 대부분이 건강에 문제를 일으키지 않고 저절로 사라지기 때문이다.

인유두종바이러스 감염이 구인두암을 유발하는 것은 10년 이상의 많은 시간이 필요한 것으로 알려져 있다. 따라서 젊은 나이에 인유두종바이러스 감염이 발견되었다고 해서 암이 생기는 것은 아니며, 인유두종바이러스 자체를 치료하는 방법은 아직 없으므로 이에 대한 특별한 조치가 필요하지는 않다. 또한 인유두종바이러스에 의해 편도암을 비롯한 구인두암이 생겼다고 해도, 이는 현재의 동반자와 관련된 일이 아니고 아주 오래된 과거의 일에 의한 것임을 이해해야 한다. 해외에서는 인유두종바이러스에 의한 암 중에서 구인두암이 자궁경부암보다 더 많이 발생하는 것으로 보고되고 있어서, 구인두암은 이제 유두종바이러스와 관련된 가장 중요한 질환으로 인식되고 있다. 이에 따라 과거에는 여성에게만 권유되던 인유두종바이러스 백신이 이제는 남성에게도 똑같이 권유되고 있다.

구인두암의 병기는 이전에는 다른 두경부암과 동일한 분류로 이루어졌다. 그러나 인유두종바이러스에 의한 구인두암은 과거 흡연에 의한 구인두암에 비해서 월등히 좋은

구인두암

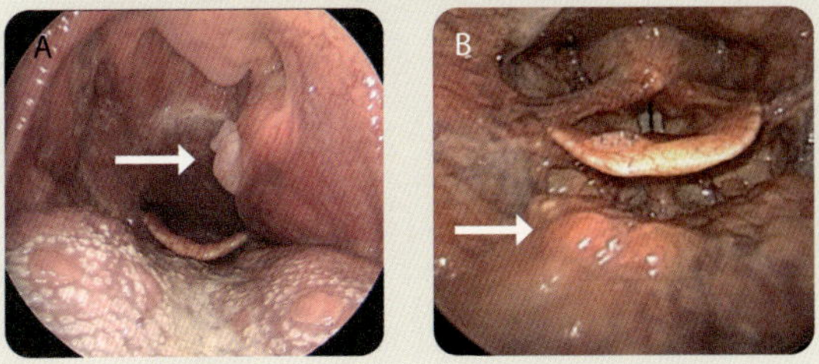

편도암　　설기저부암

예후를 보임에 따라 2017년부터 병기를 다르게 산정하게 되었다. 인유두종바이러스에 의한 구인두암은 과거에 3기, 4기로 분류되던 병이 지금은 1기, 2기로 낮게 분류된다. 그러나 대부분 병원에서 치료는 아직 이전의 병기에 따라 시행되는 경우가 많다.

구인두는 말하고 먹는 과정에 매우 중요한 역할을 하는 곳이므로 치료 방법을 결정할 때 충분히 상의를 해야 한다. 특히 인유두종바이러스로 인한 구인두암은 방사선 혹은 동시항암방사선치료에도 잘 반응하는 편이며, 70~80퍼센트 이상의 환자가 방사선치료로 완전 관해에 이를 수 있다. 따라서 방사선치료는 매우 좋은 치료법이 된다. 그러나 근치적 목적의 방사선치료는 높은 방사선조사량이 들어가므로 치료 기간 중 점막염이 심해질 수 있고, 치료 후에도 계속되는 구강건조증이 문제가 될 수 있다.

편도에 국한된 암은 수술을 하더라도 대부분 기능상의 문제가 크게 발생하지 않는다. 따라서 구강을 통해 절제 가능한 편도암은 수술을 먼저 시행하는 것이 더 좋은 경우가 많다. 그러나 구인두를 포함한 인두암은 원발부의 암을 발견하기 어려우므로 경부림프절 전이로 발견되는 경우가 많고, 그렇지 않은 경우도 잠복 전이가 많아서 경부림프절에 대한 수술이 함께 진행되어야 한다. 최근에 수술용 로봇 시스템이 가장 잘 적용되는 대표적인 곳이 구인두암이기도 하다. 구인두 중에서도 특히 설기저부는 입을 통해 수술을 할 때 적절한 시야를 확보하기가 매우 어려운 부분이므로 끝부분이 자유롭게 굽혀지는 로봇 시스템은 수술을 조금 더 용이하게 만들어 주는 장점이 있다. 그러나 로봇 시스템은 결국 수술 기구 중 하나이므로 기존에 이용하던 내시경이나 현미경을 대신할 뿐이고, 기존의 수술과 전혀 다른 새로운 수술을 의미하지는 않는다.

설기저부암과 연구개암은 수술과 방사선치료 중 무엇을 초치료로 시행할지 담당 의사와 상의하여 신중하게 결정해야 한다. 연구개와 설기저부는 근육으로 이루어진 구

Memo

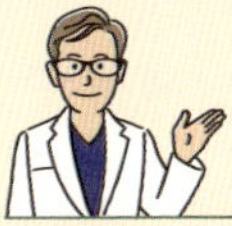

두경부암의 로봇 수술

두경부암에서 로봇은 주로 경구강 수술에서 많이 이용된다. 과거의 경구강 수술은 현미경을 이용해 레이저수술을 하거나, 눈으로 직접 보면서 시행했다. 오늘날에는 구인두암에서 특히 설기저부는 일반적인 방법으로 좋은 시야를 얻기가 힘들기 때문에 로봇 수술을 많이 적용하고 있다. 로봇은 내시경의 끝이 자유롭게 구부러지며, 기구들도 여러 각도로 사용이 가능하므로 좋은 시야에서 종양을 제거할 수 있게 한다. 로봇 수술에 익숙한 외과의사는 하인두암에서도 경구강 로봇 수술을 적용하고 있다. 최근에는 수술 전에 항암치료를 먼저 해서 종양을 줄이고 로봇으로 기존에 암이 있던 부위를 제거하는 방식의 치료를 시도하고 있기도 하며, 좋은 결과를 보고하는 병원도 있다.

로봇은 깨끗한 3D 시야와, 기구가 여러 개의 관절을 가지고 있어서 비교적 손으로 수술하는 것과 같은 장점이 있다. 그러나 이 수술의 성공 여부는 병변을 얼마나 잘 보이게 만들 수 있는가에 달려 있으며, 노출이 좋은 환자는 어떤 방법을 써도 좋은 결과가 나오지만 그렇지 않은 경우는 로봇을 써도 달라지지 않는다. 또한 로봇 수술은 아직 비보험이어서 추가 비용이 발생하기 때문에 이에 대한 고려도 필요하다.

조이고 음식을 먹고 말할 때 이 부위의 운동은 매우 중요한 역할을 하기 때문에, 수술을 시행하는 경우 생각보다 큰 장애가 영구적으로 발생할 수 있다. 설기저부암에서 암이 주로 바깥쪽으로 자라는 형태는 설기저부의 근육을 보존하고 종양을 제거할 수 있으므로 기존의 수술이나 로봇 수술이 시행될 수 있다. 그러나 근육을 포함하여 설기저부의 상당 부분을 제거해야 하는 병변의 경우는 방사선치료를 먼저 시도하는 것이 좋다. 연구개도 수술을 시행하면 구개인두기능부전이 생길 가능성이 높으므로 주의를 요한다.

11 대표적인 두경부암 ⑥ 하인두암

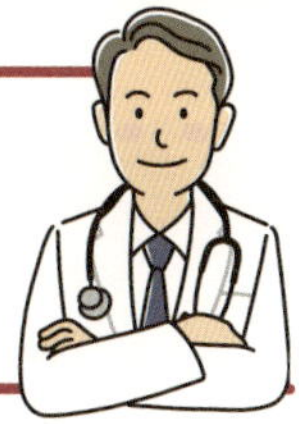

하인두암은 두경부암 중에서 치료가 가장 어렵고 예후도 좋지 않다.

하인두는 식도의 입구에 해당되는 부분으로, 음식을 삼킬 때 구인두가 눌러서 넘겨주는 음식이 잘 넘어가도록 식도 입구의 괄약근을 이완시켜서 넓게 열어 주는 역할을 한다. 이 과정이 가능한 이유 중 하나는 후두 주변의 근육이 후두를 전방 위쪽으로 당겨 주기 때문이기도 하다. 하인두의 점막은 매우 부드럽고 신축성이 좋아서 이런 역할이 가능하다. 하인두암은 대개 증상이 없어서 아주 조기에 발견되는 경우가 드물다. 따라서 대부분 종양의 크기가 큰 경우가 많아서 수술적 치료를 위해 하인두 점막 상당 부분을 제거하게 된다. 조기암의 경우는 후두암과 비슷하게 입으

하인두암

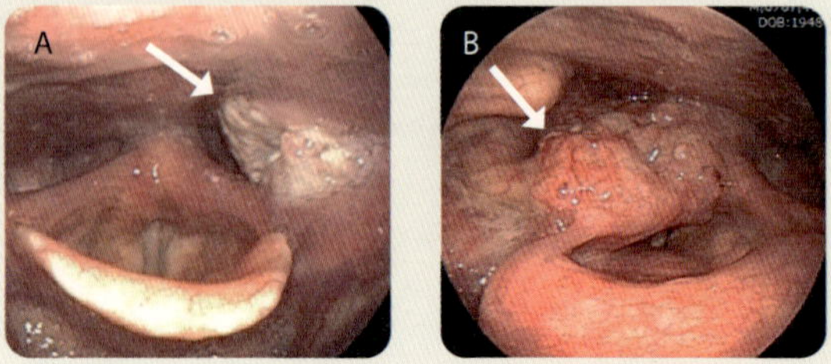

하인두 외벽에 생긴 암 / 하인두 내벽에 생긴 암

로 접근하여 내시경 혹은 현미경을 이용하여 종양을 레이저나 소작기로 제거할 수 있고, 최근에는 로봇 시스템을 이용하여 시행하기도 한다.

이 수술은 간단히 시행할 수 있지만 점막을 많이 절제했을 시에는 하인두가 좁아져서 음식이 통과할 수 있는 넓은 공간을 만들지 못하게 된다. 구인두의 설기저부가 음식을 아래로 밀어 넣을 때 식도의 입구를 넓게 만들어 한 번에 음식을 통과시키고 그 후에 괄약근을 닫아서 음식이 다시 구인두로 넘어오지 못하게 하여 후두와 하인두에 남은 음식이 없어야 한다. 그런데 입구가 좁아지면 한 번에 통과되지 않고 음식이 남는 일이 발생하며, 이 경우 숨을 들이쉴 때 음식이 흡인되게 된다. 진행된 하인두암은 종양 절제시 하인두, 즉 식도의 점막도 함께 많이 절제되므로 적절하게 점막을 재건해야 한다. 이 과정에서 후두의 보존이 큰 문제가 된다. 하인두는 후두의 뒤편에 위치하고 후두의 구조와 맞닿아 있어서 후두전절제술을 동시에 시행하는 것이 안전한 절연을 얻기 위한 좋은 방법이다. 후두전절제술이 시행되면 하인두의 기능이 떨어지더라도 흡인이 일어나지 않으므로 식사가 자유로워지는 장점도 있다.

그러나 많은 환자가 음성을 잃는 것을 받아들이지 못하므로 후두를 보존하기 위한 여러 가지 수술을 시도한다. 후두 보존 수술은 재건을 위해 사용한 피판이 원래의 점막과 달리 유연하지 않고, 시간이 지나면서 더 단단해지는 경우가 많아서 하인두의 입구가 넓게 열리는 작용에도 문제가 생기며, 후두 주변 조직이 유착이 되어 후두가 위쪽으로 당겨지는 작용도 떨어지므로 음식을 삼킬 때 후두가 제대로 보호되지 않아 음식이 후두로 넘어가는 심한 흡인이 생기는 경우도 많이 발생한다. 이로써 흡인폐렴으로 병원에 자주 입원하고 경구식이가 불가능하여 콧줄이나 뱃줄을 이용한 튜브식이에 의존해야 하는 일이 발생할 수 있다. 또 수술의 성격상 수술 후에는 기관절개관을 유지하게 되는데, 기도가 적절히 유지되지 않으면 기관절개관을 가지고 생활

해야 해서 수술의 결정에 주의를 요한다.

이런 문제로 인해 암의 치료 효과 면에서는 수술적 치료가 유리한 점이 많지만 동시항암방사선치료를 먼저 시도하는 경우가 많다. 그러나 하인두암은 구인두나 후두암과는 달리 완전 관해의 가능성이 낮아서 방사선치료 후에 구제 수술을 시행할 때도 많다는 것을 알아 두어야 한다. 또한 구제 수술에서는 후두 보존 수술이 어려운 경우가 대부분이고, 수술 후에 많은 합병증이 생기고 여러 번의 수술을 거쳐야 할 수 있다는 것도 충분히 이해해 두어야 한다.

12

대표적인 두경부암 ⑦ 침샘암

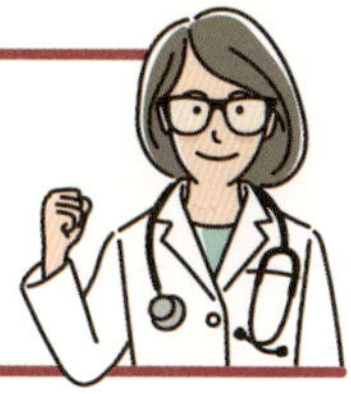

주침샘으로 불리는 구조는 가장 대표적인 이하선과 악하선, 설하선이 있고, 이 외에도 소타액선이라고 불리는 작은 침샘이 구강, 비강, 인두의 점막에 전반적으로 분포한다. 따라서 침샘암은 주침샘뿐만 아니라 두경부의 어디에든 발생할 수 있다. 조직검사를 통해 침샘암으로 확인이 된 경우는 두경부의 위치에 관계없이 수술을 먼저 시행하는 것을 추천한다. 침샘암은 방사선치료나 항암치료에 반응이 좋지 않은 것으로 알려져 있기 때문이다. 그러나 진행이 심하여 적절한 수술이 어려운 경우, 혹은 환자가 수술을 거부하는 경우는 방사선치료를 시행하기도 한다.

주침샘의 종양은 이하선에 가장 흔한데, 침샘의 종양은 발생 가능한 종류가 매우 다양하여 양성종양과 악성종

침샘암의 사례

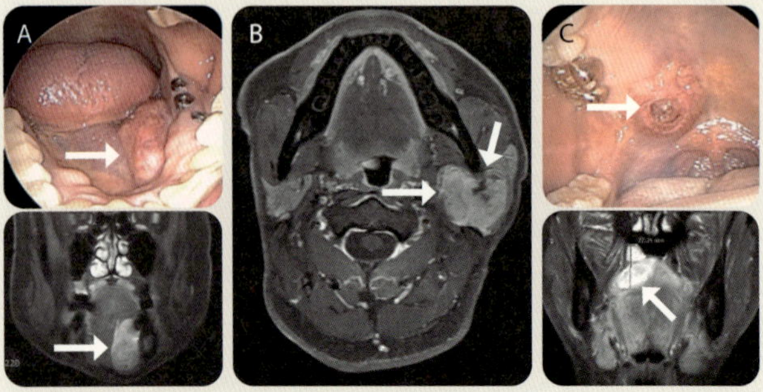

| A. 구강저 종양으로 온 환자이며 MRI를 통해 설하선의 암이 확인됐다.
B. 가장 대표적인 이하선 종양으로 수술 후 암으로 진단됐다.
C. 연구개의 소타액선에서 생긴 침샘암이다.
A와 C는 각각 구강암, 구인두암으로 부를 수도 있지만 암의 기원은 침샘이므로 침샘암이 더 정확한 기술이 된다.

양이 각각 10여 가지에 이른다. 수술 전 평가를 위해 조직검사를 하는데, 이때 일반적으로는 얇은 바늘을 이용한 세침흡인세포검사를 시행하거나 최근에는 총생검을 이용하기도 한다. 하지만 조직검사 결과에 대한 신뢰도가 80~90퍼센트에 그친다. 또한 수술 전 조직검사 결과는 암이 아니라고 나와도 수술을 해서 종양을 전체적으로 보면 암으로 진단되는 경우도 흔하다. 그러므로 침샘의 종양으로 이비인후과 진료를 보면 수술을 적극적으로 권유한다. 이하

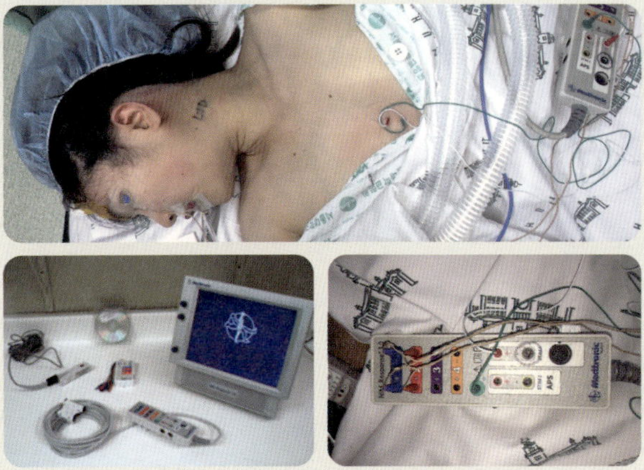

| 이하선 종양 수술에서 안면신경의 감시를 위한 장치.

선의 종양이 악성일 가능성은 대개 15~20퍼센트 정도다. 이에 비해 악하선은 악성이 좀 더 흔하고, 설하선은 50퍼센트 이상이 악성이어서 작은 침샘에 생긴 종양일수록 암일 가능성이 높아진다.

이하선 종양 수술은 작은 경우에도 안면신경에 대한 주의를 요한다. 이하선의 중간으로 안면신경이 지나가는데, 이 신경이 손상되면 얼굴의 비대칭을 만들기 때문이다. 따라서 환자 삶의 질에 큰 영향을 미치므로 적절한 감시장치를 이용하여 수술을 시행한다. 그러나 암이 진행되어 부득이 안면신경을 포함하여 종양을 제거해야 할 경우에는 미리 환자들과 수술 후 경과에 대해 정확한 의논이 필요하고, 다른 신경을 안면신경의 결손 부위에 이식하는 수술을 같이 준비하게 된다. 그러나 신경을 이식한다고 해도 원래의 기능을 완벽히 회복할 수는 없으며, 대개 시간이 지나도 얼굴의 균형을 계속 유지하는 것을 목표로 한다.

수술 후에 조직검사에서 악성도가 강하다고 알려진 종류의 암으로 확인되면 방사선치료를 추가로 시행하게 되며, 위의 치료 원칙과 동일하게 절연과 림프절전이 정도에 따라서 방사선치료 추가를 결정하게 된다.

13 두경부암의 재건 수술

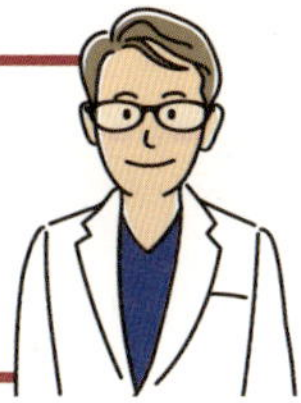

재건의 종류와 방법

조기 두경부암으로 진단되어 단순 절제 후 자연 치유가 가능한 경우를 제외하고는 두경부암의 근치적 수술은 재건이 필요한 경우가 많다. 재건의 방법은 주변의 조직을 끌어당겨서 쓰는 국소피판, 가슴이나 등의 근육과 피부 혹은 얼굴의 다른 부분을 이용하는 유경피판, 팔이나 다리 등의 조직을 옮겨서 혈관 문합술을 시행하는 유리피판 등 다양한 방법들이 수술의 종류에 따라 선택된다. 재건의 방법은 멀리 있는 조직을 사용할수록 수술의 난도가 높고, 수술 시간도 길고, 실패율도 높아진다.

피부와 피하조직을 이식하는 유리피판으로는 요골전완유리피판, 전외측대퇴유리피판이 가장 대표적이다. 요골

두경부의 재건에 사용되는 대표적 피판

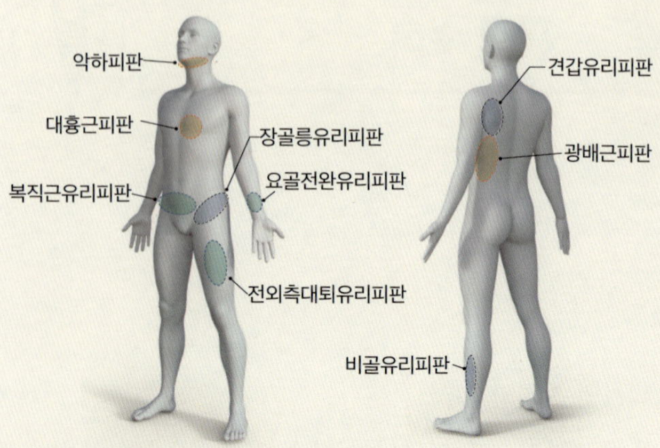

초록색으로 표시된 것은 피부와 피하조직을 이용하는 유리피판이고, 오렌지색은 유경피판으로 이용되는 곳이다. 파란색으로 표시된 부분은 하악과 같이 뼈구조 재건에 이용되는 부분이다.

전완유리피판은 가장 흔하게 사용되는 방법으로 수술의 술기가 비교적 쉽고, 혈관의 구조가 일정하여 안정성이 높다. 그러나 전완부의 상처가 눈에 많이 띄게 되어 환자들이 수술 후에 팔을 가리고 다녀야 하는 단점이 있다. 이에 비해서 전외측대퇴유리피판은 상처가 대퇴부에 있으므로 반바지로도 상처가 가려지는 장점이 있다. 서양 사람들은 전외측대퇴유리피판이 너무 두껍고 털이 많이 자라서 구강이나

유리피판의 상처

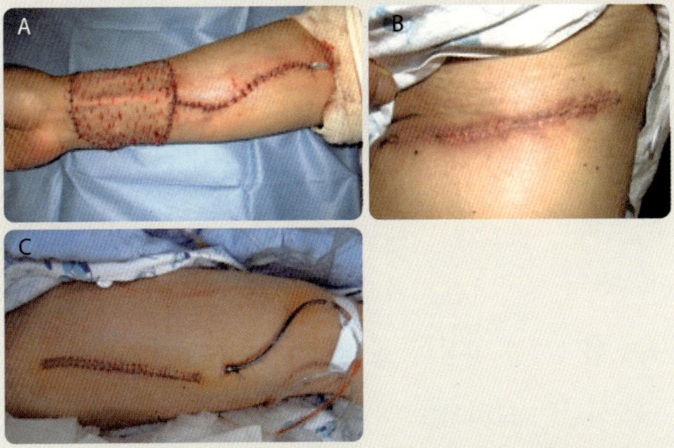

| A는 요골전완유리피판은 피부 결손을 봉합할 수가 없으므로 피부이식을 추가로 시행한 모습. B는 요골전완유리피판의 피부이식을 위해 사타구니의 피부를 얻고 봉합한 상처. C의 전외측대퇴유리피판은 일차 봉합이 가능하다.

인두의 수술에 부적절하여 사용이 어려우나, 비만도가 심하지 않은 동양 사람의 경우에는 적절한 두께를 가지고 있고 털이 많지 않아서 요골전완유리피판 대신에 많이 사용되고 있다. 그러나 혈관 구조가 일정하지 않아서 요골전완유리피판에 비해서 실패율이 높다.

구강암이 진행된 경우는 하악의 뼈를 침범할 수 있다. 이런 종양은 하악의 일부를 같이 제거하게 되는데, 하악은 안면의 윤곽을 유지하는 데 필수적이고 치아의 교합을 유지하기 위해서도 잘라 낸 뼈를 대신할 골이식이 필요하다. 골이식에 가장 많이 사용되는 것은 다리의 비골이며, 그 위의 피부와 함께 이식하는 방법을 주로 사용한다. 이 외에도 견갑골, 엉덩이뼈를 이식할 수도 있다. 뼈를 같이 이식하는 경우는 피부 피판에 비해 수술 시간이 더 길어지게 된다. 일반적으로 유리피판은 수술하는 사람에 따라 차이가 있지만 최소한 4시간 이상이 소요된다. 따라서 원발부의 수술에도 3~5시간이 걸리므로 최소 8시간 이상의 수술 시간이 필요한 대수술이 된다.

유리피판은 목의 동맥과 정맥에 피판의 혈관을 문합하여 혈액순환이 원활히 이루어져야 하므로 환자의 목 부위 혈관의 상태가 상당히 중요하다. 그래서 이전에 목 부위 수술을 한 적이 있거나, 방사선치료를 한 환자는 혈관 상태가 좋지 않아 수술이 어려운 경우도 많이 발생한다.

재건의 한계와 필요성

환자들은 재건이라는 말을 듣고 마치 종양을 제거한 후에 원래대로 복원이 가능할 것이라고 생각하는 경우가 많은 것 같다. 그러나 실제로 그런 재건은 불가능하다. 대표적으

하악골의 절제 후 재건의 사례

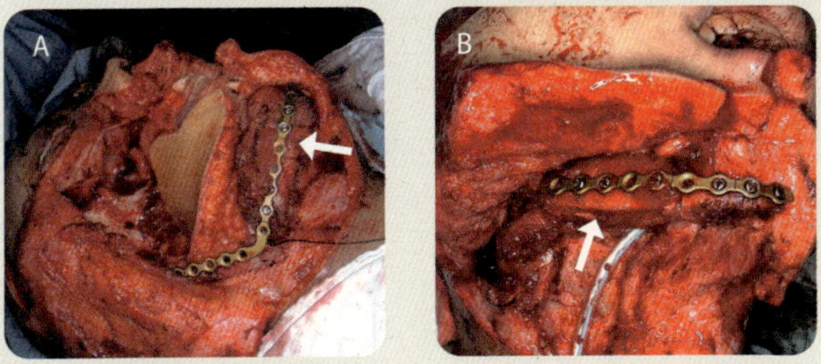

A. 견갑골을 이용한 하악 재건.
B. 다리의 비골을 이용한 재건.

로 설암의 재건 수술은 혀의 절반을 제거하고 요골전완유리피판 혹은 전외측대퇴유리피판으로 혀를 재건하게 된다. 그런데 원래 얇은 점막이 근육을 덮고 있는 혀는 많은 운동을 하고 점막을 통해 맛도 느끼지만, 재건을 위해 넣는 피부는 팔이나 다리의 피부이므로 움직임도 없고 맛을 느끼는 것도 불가능하다. 그럼에도 불구하고 재건이 필요한 이유는, 그렇지 않은 경우 상처가 목의 상처와 분리되지 않아서 수술 후 정상적으로 치유될 수 없기 때문이고, 남아 있는 혀가 최대한 정상적으로 움직일 수 있는 유연성을 제공하기 위해서다. 따라서 재건은 신체 기능이 남은 조직에 의해 유지되도록 하고, 최대한의 기능을 유지할 수 있는 환경을 만들기 위함이다. 하악골의 재건도 잘라진 뼈를 다시 연결해서 얼굴 윤곽을 유지하고 남은 치아의 교합을 유지하는 것이 주된 목표다. 하악이나 상악의 뼈를 절제하면 치아가 함께 손실될 수밖에 없다. 구강외과와 협조하여 하악을 재건할 때 치아의 임플란트를 시행하는 환자도 있으나, 암 환자의 경우 수술 후 방사선치료, 재발 등에 의해 상황이 바뀔 수 있으므로 고가의 임플란트를 시행하기가 까다로울 때가 많다.

하인두의 수술도 대부분 재건이 필요한데 목 부위 식도를 다시 만드는 과정이므로 적절한 피부 피판이 주로 이용되며, 경우에 따라서는 소장이나 위를 이용하여 재건하기도 한다. 구강에 비해서는 단순한 편이지만 방사선치료 후 수술에서는 새로 만들어진 식도가 제대로 아물지 못하고 새는 경우가 많아서 이에 대한 대비가 필요하다.

상악의 재건은 매우 다양한 방법이 적용될 수 있는 곳이다. 상악이 절제되면 치아를 포함한 경구개가 함께 절제되므로 구강과 비강이 뚫리게 된다. 따라서 식사를 하면 음식이 코로 흐르고 말할 때도 발음이 코로 새기 때문에 식사나 의사소통이 어렵게 된다. 따라서 상악 수술 후 재건의 가장 큰 목적은 구강과 비강을 분리하는 것이다. 전통적으로는 재건 수술을 하기보다는 보철물을 주로 이용했다. 일종의 틀니와 유사한 보철물을 남아 있는 치아에 걸어서 비어 있는 경구개를 막아 주는 방법이다. 이는 추가 수술이 필요 없어서 수술 시간도 짧고 입원 기간도 단축할 수 있다. 그러나 이런 보철물은 구강과 비강을 완전히 분리하지 못하기 때문에 음식물이 코 쪽으로 끼는 경우가 많아서 계속 악취가 날 수 있고, 보철물을 계속 쓰면 주위 조직의 모양이 바뀔 수밖에 없으며, 보철물을 걸던 치아가 손상되면 보철물을 계속 조절해야 하는 단점이 있다. 또한 잘 때와 같이 보철물을 뺀 상태에서는 음식의 섭취와 의사소통이 어려운 단점이 있으므로 젊은 층의 환자는 재건 수술을 통해 구강과 비강을 분리하는 방법을 선호하는 추세다.

얼굴의 윤곽 유지를 위해 뼈의 재건을 함께 시행하는 것도 가능한데, 이때도 엉덩이뼈, 견갑골이 많이 이용되고 다리의 비골을 사용하기도 한다. 그러나 하악과 달리 뼈의 재건이 반드시 필요한 것이 아니고, 뼈를 포함한 재건은 난이도가 높고 부작용이 생기는 경우도 상당히 많아서 전외측대퇴피판이나 광배근피판, 복직근피판과 같은 비교적 두꺼운 피판을 이용하여 절제된 공간을 채워 주는 방식이 많이 사용된다.

결론적으로 두경부암의 수술에서 재건 수술은 진행된 암의 수술을 그 병원에서 할 수 있느냐 없느냐를 결정하는 매우 중요한 요소다. 그리고 환자가 알아야 할 점은 재건을 최대한 한다고 해도 원래의 기능을 완전히 되돌리는 것이 아니고, 남은 정상 구조가 적절한 기능을 유지할 수 있는 여건을 만들어 주기 위함이라는 것이다.

14 치료 후 생기는 장애들

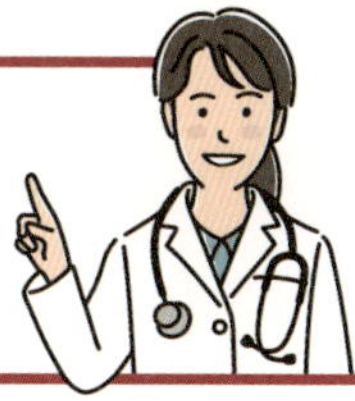

수술 후 장애

조기암은 대부분 후유증이 심하지 않고 치료 후 일상생활이 가능한 경우가 많다. 그러나 종양이 진행된 경우는 치료에 의한 어느 정도의 후유장애를 피하기 어렵다.

초기 후두암으로 진단되어 경구강으로 레이저 절제술을 시행받는다면, 한쪽 성대의 수술만을 시행했더라도 어느 정도의 목소리 변화는 감수해야 한다. 이에 비해 성대의 앞쪽에 있는 종양, 양쪽 성대에 걸쳐 있는 병변의 수술은 심각한 목소리 변형을 만든다. 이런 목소리의 변화는 영구적인 것으로 수술 후 일시적으로 발생하는 문제가 아니다. 후두부분절제술을 시행했을 때는 목소리의 변화가 더욱 심한데, 경우에 따라서는 흡인 경향이 발생하여 폐렴이 생기기도 한다. 후두전절제술을 시행하면 영구적으로 발성이 불가하므로 3급 장애인으로 등록할 수 있다. 그리고 목의 아래쪽에 숨을 쉬는 기공을 만들게 되는데, 이 숨 쉬는 구멍이 좁아지는 경우가 종종 발생한다. 이는 방사선치료 등으로 기도의 연골이 약해졌을 때 흔히 일어나는데, 반복적인 수술로 숨구멍을 넓히고자 노력해야 하며 그래도 안 되면 기관절개관을 유지하는 경우도 있다.

그래도 구강암은 삶의 질에 미치는 영향이 적은 편이다. 구강설 전체가 제거되어도 생각보다 발음이 좋고 식사도 잘 하는 편이므로 구강암은 수술이 가능하다면 최대한 종양을 절제하는 것이 필요하다. 물론 여기에는 재건의 성공이 가장 중요한 전제 조건이 된다. 유리피판의 성격상 혈관의 문합이 정상적으로 작동되지 않으면 피판을 새로 해야 하는데, 재건이 적절히 되지 못하고 실패할 때에는 발음에 많은 제한이 발생하기도 한다.

구인두암은 삶의 질에 미치는 영향이 비교적 크다. 특히 설기저부의 암이 방사선치료에도 불구하고 해결이 되지 않아서, 설기저부를 포함한 전체 혀가 절제되는 경우는 구강 식이와 발성을 모두 할 수 없는 상태가 된다. 이런 문제 때문에, 설기저부의 전체를 제거해야 하는 수술의 경우는 후두전절제술을 함께 시행해서 입으로 식사하는 것을 가능하게 하기도 한다. 설기저부가 없으면 음식을 식도로 밀어주는 기능이 없어지므로 삼키는 과정이 적절히 이루어지지 않아 음식의 잔류가 많아져 흡인이 큰 문제가 된다. 따라서 후두전절제술을 시행하면 흡인의 가능성이 없어지기 때문에 잔류 음식이 있어도 계속 삼키면 되므로 구강 식이는 가능하다는 장점이 있다. 그러나 환자 입장에서는 후두도 함께 제거된다는 것을 받아들이기가 어려운 단점이 있다.

하인두암이 후두전절제술과 함께 제거될 때는 식도를 피부 피판으로 다시 만들어 주는 경우가 대부분인데, 피부 피판은 시간이 지나면서 단단해지고 수축되는 경향이 있어 식도가 좁아지는 현상이 자주 생긴다. 그래서 환자가 음식이 잘 안 넘어가고 코로 넘어온다고 하는 경우가 흔하고, 이럴 때는 좁아진 부분을 풍선을 이용하여 넓혀 주는 시술을 하게 된다. 대부분은 시간이 흘러 다시 좁아지므로 반복적인 시술이 필요하다.

방사선치료 후 장애

수술을 하지 않고 방사선 혹은 동시항암방사선치료로 치유된 경우에도 불편함은 발생할 수 있다. 부작용은 방사선이 주로 어디에 사용되었는지에 따라 다르다. 구강, 구인두와 같이 구강에 방사선조사가 된 경우는 침샘이 손상을 받으므로 어쩔 수 없이 구강건조증이 다양한 정도로 발생한다. 구강건조증은 여러 가지 불편감을 만드는데, 수면 시 입안이 완전히 건조되어 숙면이 어려운 경우도 있고, 침이 부족하여 윤활 작용이 안 되므로 음식이 구강 벽에 붙어 물이나 국이 없으면 식사가 힘들 수 있다. 또한 구강위생이 나빠지기 때문에 충치도 많이 발생하게 된다. 구강건조증이 심할 때는 타액 분비를 유도하는 약을 사용할 수도 있는데, 이 약은 침만이 아니고 땀도 함께 유도하므로 환자에 따라서는 약을 사용하는 것이 더 불편할 수도 있다. 이와 함께 맛을 인식하지 못하거나 이상하게 느껴져서 힘들어하고 식욕이 떨어지는 경우도 있다. 회복 시간이 수년 걸리는 경우도 있고, 완전한 회복이 되지 않기도 한다.

하인두암은 방사선치료로 치유된 후에 시간이 많이 지나면 하인두의 상부식도괄약근이 섬유화가 되면서 괄약근 이완에 문제가 발생하기도 한다. 이런 현상은 시간이 지나면서 발생하는 문제로 처음에는 괜찮다가 몇 년이 흘러 기능이 점점 나빠져서 경구 식이가 어려워지는 경우도 발생한다. 논문에 따르면, 후두암의 방사선치료 종료 10~20년 후에도 후두 기능이 많이 저하되어 문제가 생긴다는 보고도 있다. 따라서 방사선치료를 선택하는 경우, 수술을 시행하지 않는 장점이 있지만 수술 후 방사선치료에 비해 사용되는 방사선의 양이 많기 때문에 시간이 많이 지난 후에 후유장애가 발생할 수 있음을 이해하는 것이 중요하다.

방사선치료의 후유증 중에서 가장 심각한 것은 방사선 괴사다. 구인두암이나 하인두암에서 방사선치료 후에 회복

방사선골괴사

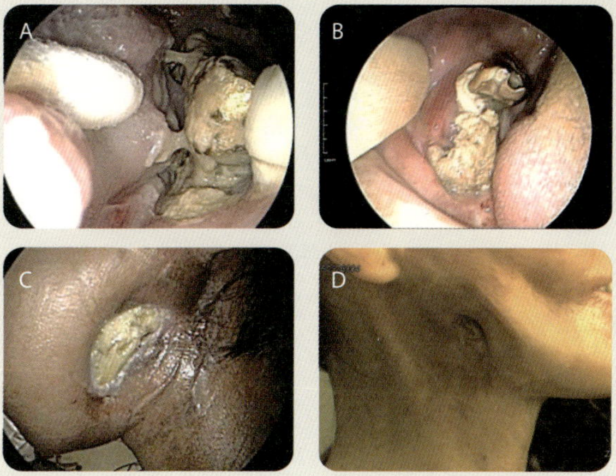

| A와 B는 구강에 하악골이 노출된 것을 보여 주며, 이런 환자들은 염증이 계속되면 C, D와 같이 턱 아래쪽의 피부에서 고름이 나오면서 뼈가 노출되기도 한다.

과정에서 발생하는 경우가 종종 있다. 이러한 괴사는 방사선치료 후 새로운 혈관이 잘 생성되지 않아 보통 문제없이 아물 수 있는 상처가 점점 악화되는 경우다. 다만 연부조직 괴사의 경우는 대개 시간이 지나면 저절로 치유된다. 그러나 괴사 부위에 뼈나 연골이 포함되어 있으면 자연 치유가 쉽게 되지 않는다. 혈액순환이 없는 뼈나 연골은 감염이 발생했을 때 병원균이 계속 서식할 수 있는 환경이 되고, 혈액순환이 없으므로 먹거나 주사하는 항생제도 효과가 적어서 뼈나 연골을 제거하기 전에는 상처가 낫지 않는다. 이를 방사선골괴사라고 부르는데, 주로 구강암에서 수술 후 방사선치료를 시행한 경우 오랜 시간이 지난 후에 하악에서 발생하는 경우가 많다. 구강암에서 하악에 발생하는 골괴사는 주로 치아의 부식과 관련된 경우가 많으며, 심하게 진행되면 하악의 일부를 제거하는 큰 수술이 필요한 경우도 있다.

15 치료 후 관리

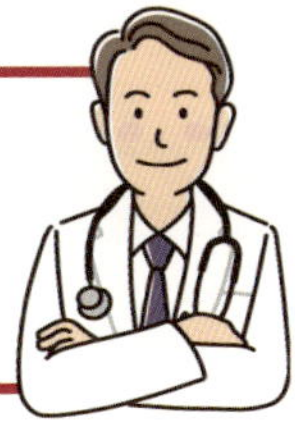

✚ 정기적인 추적 관찰

수술을 선택한 환자는 조직검사 결과에 따라 방사선치료의 추가 여부를 결정하게 된다. 방사선치료가 필요 없을 때는 수술로 치료가 종료되며, 수술 후 방사선치료를 추가하게 되면 수술 후 4~6주 뒤에 시작되어 6주간의 치료가 끝나야 종료된다. 방사선치료를 먼저 선택한 환자는 6주의 치료 기간이 끝난 후 1개월 뒤에 CT 혹은 MRI, 3개월에 PET/CT를 시행하여 남은 종양이 없다는 것이 확인되어야 치료가 종료되며, 만약 의심되는 종양이 있을 때는 수술을 통해 이를 제거하는 과정까지 치료에 포함된다.

일단 치료가 종료되면 정기적인 추적 관찰이 시작된다. 외래를 통해 일정한 간격으로 방문하여 병의 재발 여부를 판정하게 되는데, 일반적인 두경부암의 재발은 치료 종료 후 1년 내에 44퍼센트, 2년 내에 30퍼센트이다. 따라서 재발은 첫 2년 내에 4분의 3이 발생하므로 이 기간은 특히 주의를 기울여 관찰하게 된다. 의사에 따라 차이가 있지만 첫 해에는 보통 1개월에서 3개월 사이에 한 번씩 방문하고, 2년째는 3개월에서 6개월에 한 번 방문하며, CT·MRI·초음파 등의 검사를 3개월에서 6개월에 한 번 정도 시행하게 된다. 구인두암, 하인두암, 후두암, 비인두암은 모두 원발부를 관찰하기 힘들기 때문에 외래를 방문했을 때 내시경을 이용하여 원발부의 재발 여부를 확인해야 한다.

✚ 일상생활 관리

구강암, 구인두암으로 방사선치료를 받은 경우는 입 마름, 방사선에 의한 혈액순환 문제 등으로 치아 부식이 빠르게 진행될 수 있으므로 정기적으로 치아 관리를 하는 것이 좋다. 특히 구강암에서 하악에 방사선조사량을 많이 받은 환자는 방사선골괴사의 위험성 때문에 뼈를 조작하는 술기, 발치, 임플란트 등을 하기가 어렵기 때문에 치아를 관리하여 최대한 오래 쓸 수 있도록 해야 한다.

흡연과 음주는 가장 흔한 두경부암의 원인이면서 동시

에 여러 가지 방사선치료의 후유증을 더 심하게 만들 수 있으므로 방사선치료 기간 중에는 반드시 금연, 금주가 필요하다. 이후 추적 관찰 기간에도 흡연은 두경부암뿐만 아니라 위암, 식도암, 폐암 등 많은 암을 유발할 수 있으므로 금연은 유지해야 한다.

식생활은 크게 제한을 받지 않는다. 환자 중에는 회와 같은 날음식을 먹어도 되는지 질문하는 경우가 있는데 진행하고 있는 치료가 없다면 큰 문제는 없다. 또한 대부분의 일상생활은 제한이 없으므로 정상적인 생활을 하는 것이 좋다. 그러나 구인두, 하인두의 수술 혹은 방사선치료 후에 흡인이 있는 환자는 주의를 요하며, 특히 물 종류는 흡인이 쉽게 일어나므로 필요에 따라 점진제와 같이 물에 점도를 만드는 제품을 섞어서 먹는 방법이 필요하기도 하다.

수술을 한 부위, 특히 경부절제술을 시행한 부위는 다른 정상 부분에 비하면 섬유화가 발생하여 뻣뻣한 느낌이 있다. 이는 시간이 지나도 완전히 원래 상태로 돌아오지 않는다. 이런 증상은 방사선치료를 한 경우도 유사하게 발생하며, 특히 수술 후 방사선치료를 받은 환자는 목이 딱딱하게 굳기도 한다. 이런 현상은 시간이 지나면서 더욱 심해질 수 있기 때문에, 수술을 한 환자라면 직후부터 목을 신전하

Memo

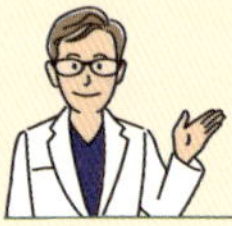

암의 재발을 막기 위한 생활 습관

암의 재발을 막기 위한 방법으로 가장 중요한 것은 금연과 금주이다. 보고에 따르면, 1잔 정도의 음주는 암의 발병을 크게 높이지 않는 것으로 알려져 있으나 그 이상에서는 특히 구강암의 발생이 증가한다.

일반적으로 건강한 음식은 암의 발병을 줄이는 효과가 있는 것으로 알려져 있다. 특히 과일, 비타민 C, 녹차가 효과가 있다는 보고들이 있고, 커피는 암의 발생과 관련이 없으며 일부에서는 암의 재발을 줄인다고 보고되기도 한다.

운동도 암의 발생을 줄이는 것으로 알려져 있다. 호흡이 평소보다 가쁜 상태의 운동을 꾸준히 하는 것은 암을 억제하는 데 도움이 된다.

고 팔을 위로 들어서 귀에 닿을 정도로 올리기 등의 스트레칭을 꾸준히 해주는 것이 나중에 통증을 줄일 수 있다.

16 재발과 치료

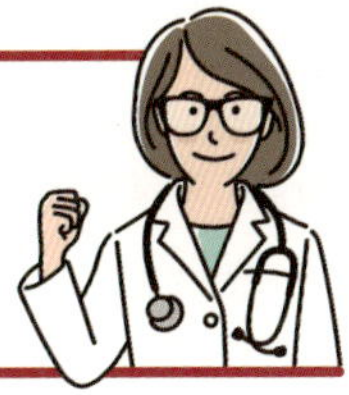

재발의 발견

우리나라 보험은 암이 진단된 때부터 5년간 산정특례제도를 적용하여 진료비의 5퍼센트(다른 질환에서는 20퍼센트)만 개인이 부담하게 된다. 이는 암으로 진단되고 나서 치료 후 최소 5년은 지나야 완치라고 판정하는 일반적인 원칙에 의한 것이다.

치료를 하기 전에 병기 판정을 위해 CT, MRI, 초음파, PET/CT, 뼈스캔 등 많은 검사를 시행하지만 이런 검사가 눈에 보이지 않는 암세포까지 발견할 수는 없다. 일부 암들은 피검사를 통해 암의 재발 여부를 추정할 수 있는 표지자가 있는 경우가 있지만 두경부암은 그런 표지자가 아직 발견된 바 없다. 비인두암은 병원에 따라서 엡스타인·바 바이러스의 역치를 측정하여 재발 여부를 보기도 하지만 이도 아직 개발 중인 단계다. 따라서 수술 혹은 방사선치료로 눈에 보이는 종양을 모두 제거했다 하더라도 남아 있는 암세포들이 다시 자라면 재발하게 되는 것이고, 이런 현상이 일어나는 것이 주로 1~2년 사이이다.

재발은 정기적인 CT, MRI 검사를 통해서 발견하는 경우도 있지만, 환자가 이상 증세를 먼저 이야기하는 경우도 많다. 대부분 환자는 그 증상이 암의 재발인지는 모르기 때문에 외래를 방문했을 때, 의사에게 새로운 증상에 대해 자세히 설명해야 한다. 그러나 수술이나 방사선치료 직후부터 계속 느껴지는 똑같은 통증이나 불편함은 재발과는 관계가 없을 때가 많다. 가장 흔한 재발의 증상은 목이나 수술한 곳에 새로운 덩어리가 만져지거나, 이전에 없던 통증이 특정 부위에 계속되는 것이다. 신경을 많이 쓰면 통증이 있는 듯한 느낌이 생기는 경우도 있는데, 여기서 말하는 통증이란 애매한 느낌이 아니고 심해서 약이 없으면 견디기 힘들 정도의 것을 이야기한다. 즉, 어쩌다가 한 번 느끼는 것이 아니고 계속적으로 느껴지는 증상은 확인을 받아야 한다.

✚ 재발된 암의 치료

재발된 병변은 최대한 빠르게 발견하는 것이 치료에 유리하다. 만약 재발이 원발부나 경부림프절에 국소적으로 발생했다면 완치를 위한 추가 치료를 계획해야 한다. 구인두암, 하인두암, 후두암과 같이 방사선치료와 수술이 모두 가능한데 초치료로 수술만 시행한 경우는 국소 재발에 대해 방사선치료 혹은 동시항암방사선치료를 고려할 수 있다. 그러나 초치료에 방사선치료가 들어간 경우, 처음부터 방사선치료를 했거나 수술 후 추가로 방사선치료를 한 경우는 모두 다시 방사선치료를 하는 것이 위험하다. 이럴 때는 수술이 최선의 치료법이 된다.

그러나 항상 수술이 가능한 것은 아니다. 구인두암과 구강암이 위쪽으로 진행이 많이 되어 두개저에 가까워졌을 때나, 원발부나 림프절 재발이 경동맥을 감싸거나 척추에 가깝게 진행됐다면 완전 절제가 불가능하게 된다. 또한 폐 전이, 뼈 전이, 간 전이 등이 발생했을 때도 수술이나 방사선치료로 완전 치유를 기대하기는 어렵다. 이런 경우는 원격 전이라고 부르는데, 이들은 종양세포가 혈관을 타고 이동하여 발생한 것으로 전신 질환으로 생각하고 치료해야 한다. 따라서 수술이나 방사선치료와 같은 국소 문제를 해결하는 방법이 아닌 항암 요법이 필요하다.

항암 요법에는 세포독성항암제, 면역치료제, 표적치료제 등이 모두 포함된다. 특히 최근 개발되고 있는 표적치료제와 면역치료제는 환자의 암과 궁합이 잘 맞을 때는 놀라운 치료 성적을 보이기도 한다. 과거에는 절제가 불가한 국소 재발, 원격 전이는 항암을 하더라도 완화 요법으로 생각했고 환자의 고통을 최소화하고 생존을 수개월이라도 늘리는 것을 목표로 했다. 이에 비해 오늘날에는 시도해 볼 수 있는 방법이 많아진 것은 고무적이다. 그러나 모든 환자에게서 좋은 반응을 일으키는 것이 아니고, 최신 약들은 아직 의료보험에서 충분히 지원이 되지 않으므로 경제적 부담이 클 수 있다는 것 등의 단점은 남아 있다.

이를 개선하기 위한 것이 최근 많이 거론되는 맞춤형 치료다. 아직은 발전이 더 필요하지만 유전자분석 등을 통해 환자에게 적절한 치료법 혹은 치료 약물을 선택할 수 있는 시대가 곧 열리길 기대한다.

17 조기 발견의 중요성

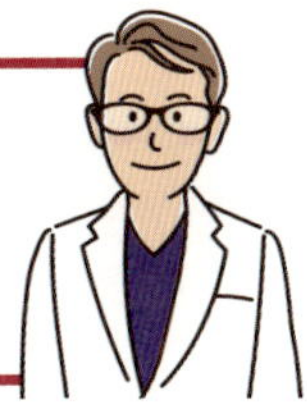

두경부암은 조기에 발견해야 수술 혹은 방사선치료로 쉽게 치료할 수 있고, 치료로 발생하는 후유증도 최소화할 수 있다. 두경부암은 앞서 설명한 것과 같이 위암, 폐암 등과 같이 단일 암으로 많이 발생하는 질환이 아니다 보니 일반인의 인식이 부족할 수밖에 없다. 따라서 여러 나라에서 두경부암 알리기 캠페인이 진행되고 있고, 우리나라에서도 유럽이나 국제두경부암학회와 함께, 혹은 국내 두경부암 관련 학회 단독으로 두경부암에 대한 국민 홍보에 노력하고 있다.

일단 두경부암은 젊은 나이에서는 드물고, 40대 이후에 주로 발생하는 것으로 알려져 있다. 최근에는 젊은 사람에서 구강암이 증가하고 있는 추세여서 주의를 요하나 일

만약 다음의 증상 중 한 가지가 3주 이상 계속된다면
통증에 관계없이 두경부암 전문가에게 상담 받으세요.
신속한 상담과 조기 진단만이 당신의 생명을 구할 수 있습니다.

- 혀의 통증
  지속되는 구강궤양
  입안의 붉은
  또는 하얀 반점
- 목의 통증
  목의 종물
- 지속적인
  쉰 목소리
- 연하 곤란 및
  연하동
- 편측 코막힘
  또는 코피

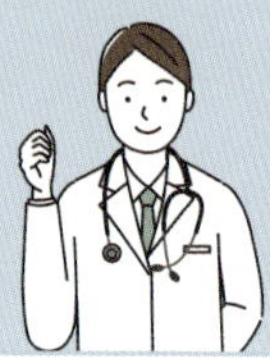

| 유럽두경부암학회와 함께한 두경부암 알리기 캠페인 내용.

반적이지는 않다. 두경부암이 종류가 다양하다 보니 각각의 증상도 모두 다를 수밖에 없다. 비강·부비동암은 이전에 없던 계속되는 한쪽 코막힘, 혹은 피가 섞인 콧물이 지속적으로 나오는 경우가 가장 흔하며, 구강암은 입에 생긴 백반증이 가장 초기에 발견하는 형태다. 백반증이란 점막에 생긴 흰색 병변을 총칭하는 것으로 칫솔 등으로 문질러도 없어지지 않고 일정하게 남아 있는 병변을 가리킨다.

오랫동안 낫지 않는 구강 궤양도 암을 시사하는 병변

구강의 여러 가지 병변들

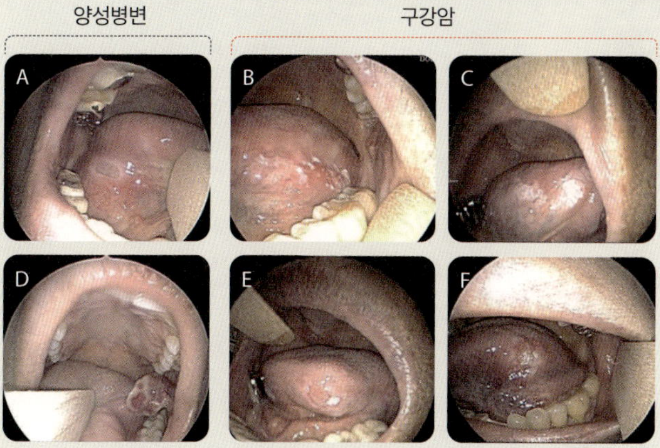

| A는 단순 궤양, B와 C는 혀의 백반증이고, D는 치아에 의한 자극으로 생기는 육아종, E와 F는 백반증과 궤양이 섞여 있는 병변이다.

으로 알려져 있으나, 구강 궤양이 입안 이곳저곳에 발생하는 경우는 암과는 큰 관련이 없다. 만약 구강, 특히 혀에 오래 지속되어 온 통증이 있고 단단한 덩어리가 만져질 정도이면 어느 정도 진행된 암일 가능성이 있으므로 반드시 진료를 받아야 한다. 후두, 특히 성대는 목소리의 변화가 지속되면 반드시 확인해야 하며, 특히 흡연력이 있는 경우는 더욱 주의를 요한다.

이 외에 인두에 생기는 암은 크게 증상이 없는 경우가

많다. 비인두암의 경우는 암이 이관(耳管) 주위에 발생했을 시에는 귀의 압력을 조절하는 이관이 막히면서 한쪽 귀가 먹먹해지는 증상이 일어날 수 있다. 만약 진료를 받았는데 삼출성 중이염이라는 이야기를 들으면 주의를 요한다. 삼출성 중이염은 소아에게는 감기만 걸려도 발생할 수 있는 흔한 증상이지만 성인에게는 드물고, 특히 한쪽 귀만 이상한 경우는 비인두암 검사를 반드시 받아야 한다. 구인두와 하인두는 종양이 커질 경우 음식을 삼킬 때 이물감을 일으킬 수 있다. 그러나 두경부외과에 가장 많이 찾아오는 인후두역류증과 구별이 되어야 하는데 가장 특징적인 것은 방향성이다. 인후두역류증이 있으면 암환자와 같이 목에 뭐가 걸린 것 같다고 호소하지만 대개는 좌우를 정확히 말하지 못한다. 하지만 구인두암이나 하인두암은 종양에 의한 증상이라서 좌측, 우측의 구분이 명확한 경우가 많다. 또한 편도선은 간혹 환자가 종양을 발견하여 오기도 한다.

그러나 위의 증상으로 인두암이 조기에 발견되는 경우는 안타깝게도 많지 않다. 가장 흔한 증상은 목의 종물(腫物)이다. 이는 원발부가 증상이 없기 때문에 림프절전이가 발생한 후에 알게 되는 것인데, 두경부암에 의한 림프절전이로 발생하는 종물은 대개는 목의 위쪽, 턱의 바로 아래쪽에 발생하는 경우가 대부분이다.

암의 특성이 그러하듯이 매우 커지기 전에는 따로 통증이 없어서 환자들은 언제부터 있었는지 모르는 경우가 대부분이고, 다른 사람이 목에 혹이 있는 것 같다고 이야기해서 오는 경우도 많다. 20~30대 젊은 층은 감기나 염증으로 림프절이 붓는 경우가 많다. 이때는 대개 통증, 발열 등이 있어서 환자가 인지하기가 쉽다. 때로 이런 림프절 비대도 3주 이상 지속되기도 하지만 대부분은 1~2주 내에 저절로 치유된다. 이에 비해 암 전이에 의한 목의 종물은 아무 증상 없이 천천히 자라고 특히 40대 이상에서 이런 증상이 있으면 두경부 전문의의 진료가 필수적이다.

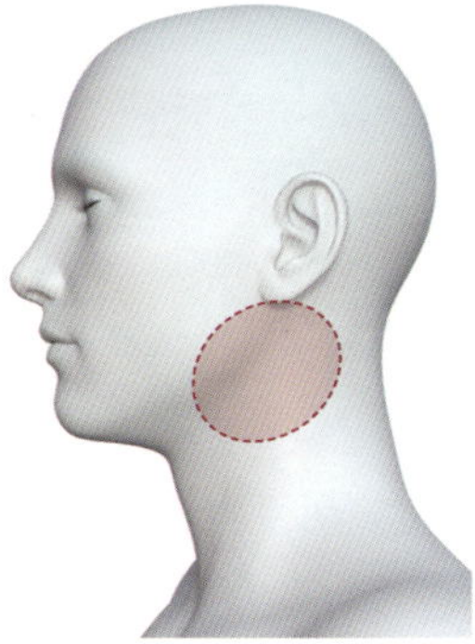

비인두암, 구인두암의 림프절전이는 원발부와 가장 가까운 목의 위쪽, 주로는 하악각 아래쪽에 많이 생긴다.

앞서 말한 여러 가지 증상들이 일시적으로 있다가 없어지는 것은 문제가 되지 않는다. 두경부암에 대한 검진은 열거된 증상들이 3주 이상 지속될 때 추천한다. 특히 림프절 비대의 경우, 바늘을 이용한 세침흡인세포검사는 위음성(僞陰性)의 가능성이 있어 증상에 대한 원인이 분명해질 때까지 추가적인 검사를 요할 때도 많으며, 한 번에 진단이 쉽게 되지 않더라도 의료진을 믿고 필요한 검사를 마치는 것이 중요하다. 두경부암은 조기에 발견할 수 있으면 치료가 어렵지 않고 결과도 좋으며, 치료 후에 삶의 질도 유지할 수 있으므로 관심을 가지는 것이 중요하다.

두경부암에 대한 궁금증

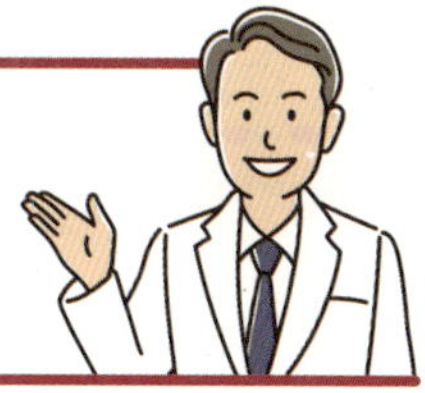

Q 혀에 백태가 계속되는데 병원에 가야 하나?

A 백태는 다양한 현상을 포함하는 용어다. 가장 대표적인 것은 칸디다증과 같은 곰팡이류가 자라는 경우로 나이가 들어 입이 건조해지면서 잘 발생하게 된다. 곰팡이와 관련된 백태는 혀의 위쪽에 주로 발생하고, 양치를 하면서 닦아 내면 제거가 된다. 그러나 혀의 옆쪽이나 뒤쪽에 백태가 있는데, 지워지지 않고 그 부분에 통증이 지속적으로 있으면 백반증의 가능성이 높고 구강암의 확률이 있으므로 전문병원의 진료를 요한다.

Q 목에 멍울이 만져지면 암인가?

A 림프절은 몸의 어디에나 존재할 수 있으며, 몸에 침입

하는 병균이나 질병에 대한 방어 작용을 하는 곳이다. 따라서 입안에 염증이 발생하면, 예로 편도염이 심하게 걸리면 목의 림프절이 커지게 된다. 이런 림프절은 대개 누르면 아프고, 발열 증상이 동반되며, 약을 복용하면 없어진다. 암에 의한 멍울, 특히 두경부암에 의한 멍울은 40대 이상에서 목의 위쪽에 단단히 만져지면서 통증도 없고 눌러도 느낌이 없는 경우 의심할 수 있다.

Q 침샘 종양으로 수술을 하였는데 수술 후에 갑자기 암이 발견되기도 하나?

A 침샘은 점막과 달리 복잡한 구조를 가진다. 침을 만드는 구조도 있고, 침이 통과하는 통로를 형성하는 구조, 침을 짜주는 구조 등 다양한 구조에서 종양이 발생하므로 수술 전에 바늘로 하는 조직검사로는 정확한 진단이 어렵다. 많이 진행된 침샘암은 영상만으로도 알 수 있지만 크기가 크지 않은 조기암은 대부분 양성종양으로 생각하고 수술한 다음 수술 후 조직검사를 통하여 암으로 진단받게 된다. 침샘의 양성종양이라면 수술적 치료를 권고하는 이유이기도 하다.

Q 편도암이라고 들었는데 목의 림프절에도 암이 있으면 림프암도 같이 있는 것인지?

A 림프암 혹은 림프종은 원발부가 림프절인 경우를 이야기한다. 목에는 림프절이 많고 잘 만져지므로 림프종도 두경부외과에서 진단되는 경우가 많다. 림프종은 편도암과는 다른 질환으로 종양내과에서 치료하게 된다. 편도암 환자의 림프절전이는 암이 림프절에 있더라도 암세포는 편도에서 시작된 암과 동일하며 편도암의 한 부분이다.

Q 구강암을 수술할 때 재건이 꼭 필요한가?

A 모든 경우에 필요하지는 않다. 설암에서 혀의 3분의 1 정도를 절제하는 경우는 재건이 따로 필요 없을 때가 많다. 그러나 3분의 1이라도 암의 위치에 따라서는 반드시 필요할 때도 있어서 재건의 여부는 수술의 계획 단계에서 담당의사와 상의하여 결정해야 한다. 그러나 혀의 절반 이상이 절제될 때는 재건을 해야 한다.

Q 편도암으로 치료를 받아야 하는데 수술과 방사선치료 중 어떤 것이 나을지?

A 치료를 위한 가이드라인들에서도 수술과 방사선치료

가 동등하게 권고되고 있다. 전이가 없는 원발부의 작은 암은 수술이나 방사선치료 단독으로 해결이 가능하지만, 림프절전이로 발견될 때가 많은 구인두암은 대개 전이가 이미 진행된 상황이다. 이런 경우 치료는 수술, 방사선, 항암을 어떻게 적절히 사용하는지가 중요하다. 수술의 장점은 보이는 종양을 완전히 제거하고 병리검사를 통해 전이 정도를 확인하므로 병기가 정확하다는 것이지만, 전이가 있다면 수술 후 방사선치료 혹은 동시항암방사선치료를 추가로 하는 경우도 많다. 방사선치료를 먼저 선택하는 경우는 대개 동시항암방사선치료를 받게 되는데, 수술 없이 치료적인 방사선치료를 할 때는 방사선조사량이 많아지므로 방사선치료의 후유증이 발생할 가능성이 조금 더 높아진다. 또한 방사선치료를 한 후에도 눈에 보이게 종양이 남아 있는 경우는 다시 수술을 시행하게 된다. 일반적으로는 구인두암의 크기가 크지 않아서 절제 후 재건이 필요하지 않은 정도이면서 림프절전이가 제한된 경우는 수술로 치료를 끝낼 수 있는 가능성이 있어서 수술을 권하는 경우가 많다. 또한 림프절전이가 너무 심한 경우도 방사선치료 후에 종양이 남을 수 있어서 수술을 먼저 고려하기도 한다. 진단 시에 림프절전이가 여러 개 보이면서 크기는 크지 않은 경우는 방사선치료를 먼저 선택하는 것도 좋은 선택이 된다. 다만 방사선치료 후에 눈에 보이게 종양이 남아 있는 경우는 추가로 수술을 해야 할 수도 있다는 것을 꼭 기억해야 한다.

Q 두경부암을 약물로 치료할 수는 없는지?

A 수술이나 방사선치료는 각각의 합병증이 있고 치료 과정이 쉽지 않다고 생각해서 언론이나 광고에서 보고 면역치료제 혹은 표적치료제를 사용하여 쉽게 치료할 수 있는지를 묻는 환자 분들이 있다. 그러나 아직은 완치를 목표로 하는 근치적 치료는 수술과 방사선치료이며, 항암치료는 동시항암방사선치료 시에 근치적 목적으로 방사선치료와 함께 시행된다. 그 이외의 치료법은 수술이나 방사선치료가 더 이상 곤란하게 된 경우에 사용된다. 약물의 발전으로 재발이 반복되는 환자에서 면역치료나 표적치료가 좋은 효과를 보이는 경우가 있지만 아직 이를 초치료로 사용하지는 않는다.

Q 후두암 혹은 하인두암에서 후두전절제술을 받으면 목에 구멍을 가지고 평생 살아야 하는지?

A 후두전절제술이란 성대를 포함한 후두의 구조를 모두

제거하는 것으로 기도에서 입이나 코로 연결된 통로가 없어지게 된다. 따라서 목에 만들어진 기관절개공이 유일한 숨구멍이며 이는 평생 막을 수 없다.

Q 방사선치료 기간 중 식사는 어떻게 하는지?

A 방사선치료를 하게 되면, 특히 초치료로 시행하는 경우 종양이 있는 주변은 방사선조사가 집중되므로 점막염이 발생한다. 이는 뜨거운 햇빛을 계속 받으면 피부가 벗겨지는 것과 유사하고, 따라서 점막염의 정도에 따라 식사가 힘들어진다. 환자마다 차이가 많지만 보통 전반기에는 참을 만하고 후반기에는 음식 대용으로 판매되는 유동식을 주로 이용하게 된다. 통증의 감소를 위해 마취 가글을 처방하기도 하는데, 식사 전 마취 가글을 아픈 곳 위주로 물고 있다가 식사를 하면 점막이 마취되어 통증을 적게 느끼게 된다. 이런 점막염은 방사선치료 단독보다는 동시항암방사선치료를 하는 경우에 더욱 심하여 이때는 유동식도 먹기 힘들어하는 사례도 있다. 동시항암방사선치료를 받는 환자 중에는 항암을 위해 종양내과에 입원하여 치료를 받는 경우도 있다. 하인두암의 경우, 점막염이 심할 때는 방사선치료 기간에 식이가 정상으로 되지 않으며, 초기부터 문제가 많

으면 위루관을 만들어서 식이를 하고 방사선치료 후에 식이가 어느 정도 되면 제거하기도 한다.

Q 두경부암을 수술하면 기관절개관을 삽입하여야 하는지?

A 조기암에서 입을 통해 종양을 간단히 절제할 때는 기관절개관을 삽입하지 않는다. 그러나 구강암을 수술하고 유리피판을 이용하여 재건하는 경우, 구인두·하인두·후두의 암을 목을 통해 제거하는 경우는 수술 후 인두 혹은 기도가 붓거나 혈액, 가래 등의 이물로 막혀서 숨을 쉬기가 어려운 상황이 발생할 수 있다. 수술 후 갑자기 이런 문제가 발생하면 사망까지도 이를 수 있는 심각한 상황이 발생한다. 따라서 기도에 문제가 발생할 가능성이 있는 수술을 시행할 때는 기관절개관을 삽입하는 것이 안전하다. 수술 후 상처가 안정되면 기관절개관은 대부분 1주일 이내에 제거 가능하며, 관을 제거하면 기관절개창은 천천히 저절로 막힌다. 그러나 구인두·하인두·후두의 수술에서 수술 후 구강 섭취가 어렵고 흡인이 계속 발생할 때는 기관절개관을 오래 유지해야 할 수도 있다.

Q 수술 후 비위관(콧줄)을 꽂게 되는 이유는?

A 두경부암의 수술을 시행하면서 작은 종양을 절제한 것이 아니고 목을 절개해 원발부를 제거하고 특히 재건을 한 경우는 구강, 구인두, 하인두, 후두의 상처가 완전히 아물어야 식사를 할 수 있다. 식사를 할 때는 음식을 삼키는 과정에서 압력이 많이 걸리게 되므로 재건 부위가 열릴 수 있기 때문이다. 또한 재건을 하지 않았다고 해도 하인두나 구인두의 원발 종양을 제거하고 이차치유를 기다릴 때 출혈의 가능성이 있는 경우에도 비위관을 삽입하여 식사를 하게 된다. 일반적으로 상처가 아물고 식사가 가능하게 되는 것은 1주일 정도를 생각하지만, 만약 수술 전에 방사선치료를 받은 상태라면 회복 시간이 더 걸려서 10일에서 2주까지는 구강 식이를 피하게 된다. 그런데 비위관은 줄이 코를 통해 삽입되기 때문에 불편감이 상당히 심하다. 물론 참으면 익숙해지지만, 최근 환자들은 이를 받아들이지 못하는 경우가 많아서 환자가 동의하면 비위관 없이 정맥주사로 영양을 공급하고 금식을 1주에서 2주까지 하는 방식으로 대체하기도 한다.

Q 후두암 수술을 받았는데 목소리는 언제 정상으로 돌아오는지?

A 성대암을 제거하는 가장 간단한 수술은 레이저 절제술인데, 이 수술을 하고 나면 수술 직후에만 목소리가 좋지 않고 시간이 흐르면 회복될 것으로 생각하는 환자도 있다. 그러나 기본적으로 성대의 일부분을 잘라 내는 수술이므로 목소리가 암이 발생하기 전과 똑같이 좋아질 수는 없다. 매우 빠르게 발견되어 절제가 제한적으로 이루어진 경우는 정상에 가깝게 돌아오지만, 성대의 상당 부분이 절제되는 경우 목소리는 암이 있었을 때보다도 나빠질 수 있다. 대체로 수술 후 3개월째의 목소리가 평생 가는 목소리라고 생각해야 한다. 레이저수술이 아닌 목을 절개해서 시행하는 후두부분절제술을 시행한 경우는 성문상부 암의 수술을 제외하고는 성대를 완전히 절제하므로 목소리에 대한 기대치는 더 낮아진다. 그래서 기관절개관이 없이 말하고 먹을 수 있는 상태를 만들면서 암을 치료하는 것이 목표가 되고, 환자에 따라서는 이런 목표를 이루기 힘든 경우도 많다.

Q 비인두암으로 방사선치료를 받은 후에 코가 답답하고 딱지가 많은 이유?

A 비인두암은 종양이 있는 위치가 코의 가장 뒤쪽의 벽에 해당하는 곳이다. 방사선치료가 집중되기 때문에 정상적으로 점액을 생산하여 점막을 마르지 않게 하는 기능이 떨어지게 된다. 따라서 점막이 말라 있다 보니 딱지가 쉽게 만들어져서 답답한 느낌과 함께 코를 풀거나 뒤로 넘길 때 이물이 같이 넘어가는 경우도 많다. 코의 습도를 유지하기 위해 코의 앞쪽에 자극이 없는 안연고나 바세린 등을 자주 바르고, 식염수로 비강 세척을 시행하는 등의 치료가 필요하다. 그러나 수년이 지나면 이런 부작용은 많이 좋아지게 된다.

Q 구인두암, 하인두암으로 방사선을 포함한 치료를 받은 후 끈적한 가래가 많아진 이유는?

A 방사선치료 영역에는 어쩔 수 없이 이하선, 악하선, 설하선과 같은 주침샘이 포함되는 경우가 많다. 그뿐 아니라 구강점막에는 소타액선이 같이 존재하는데 이런 타액선은 방사선에 취약하다. 따라서 방사선치료를 받은 후에는 침이 모자라면서 입안이 마르는 증상이 많으며, 이로 인해

환자가 끈끈한 가래가 있다고 이야기하는 경우가 많다. 실제로는 입마름의 증상이므로 진해거담제를 복용하여도 호전되는 정도에는 한계가 있다. 물을 조금씩 자주 이용하고, 건조증이 심한 경우는 의료진과 상의하여 침샘유도약이나 인공침 등의 치료를 고려해 볼 수 있다.

Q 방사선치료 후에 맛을 못 느끼고, 매운 음식을 전혀 못 먹는데, 점차 나아지는 것인지?

A 방사선치료 기간에는 종양이 있는 곳의 점막이 염증이 생기면서 벗겨져서 통증이 심하다. 이런 궤양은 방사선치료가 끝나면 2~4주 사이에 회복이 되면서 정상으로 돌아오게 된다. 그러나 이 기간 후에도 맛을 느끼지 못하고 매운 음식을 손대기 힘들어하는 환자가 많다. 방사선치료 후에 이런 문제의 해결은 시간이 매우 오래 걸리는 경우가 많아서 6개월 이상의 시간을 두고 지켜보아야 한다. 매운 음식을 못 먹는 것은 점막이 예민해져서 발생하는 문제이고 시간이 지나면서 점차 좋아진다. 아프다고 해서 매운 음식을 완전히 멀리하기보다는 조금씩 시도하면서 역치를 올리는 것이 빨리 회복하는 방법이다.

Q 설암 수술 후 발음이 너무 안 좋은데 재건 수술을 다시 해서 좋아질 수 없는지?

A 설암 수술 후 혀의 기능은 남은 혀가 얼마나 많고 그 기능을 잘할 수 있는지에 따라서 결정된다. 앞쪽의 혀가 대부분 절제된 경우는 의사소통은 가능하지만 일부 발음이 불가능할 수밖에 없다. 구인두에 해당하는 설기저부까지 절제된 경우는 의미 있는 발음을 만들어 내기가 어렵다. 때로 남은 혀가 비교적 많은 데도 시도한 재건의 방법이 성공적이지 못하면 남는 혀가 정상적으로 움직일 수 없기 때문에 발음이 나빠진다. 어떤 경우이든 재건 수술이란 몸의 다른 곳에 있는 피부를 주로 이식해서 시행하는 것으로 원래의 혀를 다시 만들 수는 없기 때문에 혀의 기능을 완전히 정상으로 되돌리는 것은 어렵다.

Q 장애등급은 어떨 때 가능한지?

A 두경부암의 치료 후 장애등급은 주로 언어와 관련하여 받게 된다. 후두전절제술을 시행한 경우는 수술을 시행함으로써 정상적인 발성이 불가능하므로 장애등급을 받을 수 있다. 구강암, 구인두암으로 수술 후 발음이 정상적으로 이루어지지 못하는 경우도 장애등급을 받을 수 있으나, 이

를 신청하기 위해서는 언어평가를 통해 자음 명확도가 얼마나 되는지를 확인해야 한다. 장애등급은 말로만 의사소통이 제대로 되지 않아서 필담을 섞을 정도가 되어야 발급이 되며, 발음이 이상하긴 하지만 의사소통이 대체로 되는 경우는 받기 어렵다.

Q 수술과 방사선치료를 받은 후에 목 부위가 뻑뻑하고 아픈데 치료할 수 있는지?

A 수술을 시행한 곳은 상처 치유 과정에서 유착이 발생할 수밖에 없다. 그래서 수술을 한 번 했던 자리에 문제가 생겨서 다시 수술을 하는 것은 매우 어려운 일이 된다. 비슷한 이유로 수술을 받은 자리는 상당히 딱딱하게 굳으므로 불편함이 발생한다. 또한 경부절제술 과정에서 목에 있는 신경들을 박리하기 때문에 신경이 다치지 않아도 어깨쪽에 신경통이 자주 발생할 수 있다. 이와 유사한 반응은 방사선치료를 한 경우에도 일어나며, 시간이 지나면서 조금씩 심해지는 경향도 보인다. 치료는 사실상 어렵고, 수술이나 방사선치료 직후부터 어깨와 목을 충분히 스트레칭하면서 풀어 주려고 노력하는 것이 최선이다.

Q 수술 혹은 방사선치료 후에 남은 종양이 없는데도 검사를 반복해야 하는지?

A 일반적으로 암은 치료 후 5년간 재발이 없을 때 완치라고 이야기한다. 영상 검사는 크기가 큰 종양만 확인이 가능하고 세포 단위의 작은 종양은 발견할 수 없다. 따라서 수술이나 방사선치료는 눈에 보이는 종양을 해결한 것이고, 만약 종양세포들이 남아 있다면 다시 자랄 것이기 때문에 최소 5년은 지켜보아야 한다. 이후 다시 발생하는 종양이 없을 때 남은 종양이 없다고 판정하게 되므로 일정 간격으로 재발 확인을 위한 검사는 반드시 필요하다.

Q 5년이 지나면 안심해도 되는지?

A 대부분의 두경부암에서는 그렇다. 그러나 침샘에 자주 생기는 선양낭성암종과 같이 천천히 자라는 암은 5년 후에도 폐 전이 등으로 문제를 일으킬 수 있기 때문에 암의 종류에 따라 차이가 있을 수 있다. 또한 두경부암은 대개 술, 담배에 의해 생기는 암이므로 반드시 한 곳에만 암이 만들어지는 것은 아니다. 두경부의 다른 부분에 발생하기도 하며, 위암, 폐암, 식도암이 추가로 발생하는 경우도 종종 있기 때문에 흡연력이 있는 경우 정기적인 건강검진은

5년 후에도 필수적이다.

Q 구강암 치료 후 충치가 발생하였는데 발치가 가능한지?

A 수술만 시행한 경우는 관계없으나, 수술 후 방사선치료를 받은 경우는 하악 치아에 대한 치료는 주의를 요한다. 방사선치료를 하면 원발부에 가까운 하악에는 방사선조사량이 적지 않게 들어가게 되고, 하악의 혈액순환이 나빠지게 된다. 따라서 하악 치아의 발치와 같이 뼈에 관계되는 시술을 한 후에 상처가 아물지 않고 괴사가 발생할 수 있기 때문에 대부분 치과에서 발치를 피하게 된다. 평소에 구강위생에 신경을 써서 충치 발생을 최대한 예방하는 것이 좋다.

Q 치료가 종결된 후 조심해야 할 음식이나 약물은?

A 치료가 종결되고 추적 관찰하는 동안에는 특별히 음식에 대한 제한은 없다. 좋아하는 음식을 충분히 섭취하여 몸의 영양상태를 좋게 하는 것이 중요하다. 일반적으로 필요한 약물들, 만성질환으로 쓰던 약들이나 건강보조식품으로 쓰던 약품들도 원래대로 사용해도 된다. 다만 성분이 분명치 않은 보양식이나 약재는 처음 1~2년은 조심하는 것이 좋다. 그러나 흡연이나 음주는 삼가는 것이 좋다.